ÉTUDE

SUR

L'ISOLEMENT

CONSIDÉRÉ COMME MOYEN DE TRAITEMENT

DANS LA FOLIE

PAR

Barthélemy LASSERRE

DOCTEUR EN MÉDECINE DE LA FACULTÉ DE PARIS

Ancien interne de l'Asile public d'Aliénés de Bordeaux.

Principiis obsta, sero medicina paratur
Cùm mala per longas invaluere moras.

OVIDE.

PARIS

ADRIEN DELAHAYE, LIBRAIRE-ÉDITEUR

PLACE DE L'ÉCOLE-DE-MÉDECINE

—

1872

ÉTUDE

SUR

L'ISOLEMENT

CONSIDÉRÉ COMME MOYEN DE TRAITEMENT

DANS LA FOLIE

PAR

Barthélemy LASSERRE

DOCTEUR EN MÉDECINE DE LA FACULTÉ DE PARIS

Ancien interne de l'Asile public d'Aliénés de Bordeaux.

Principiis obsta, sero medicina paratur
Cùm mala per longas invaluere moras.
OVIDE.

PARIS

ADRIEN DELAHAYE, LIBRAIRE-ÉDITEUR

PLACE DE L'ÉCOLE-DE-MÉDECINE

1872

AVANT-PROPOS.

La question des aliénés est plus que jamais à l'ordre du jour. La loi du 30 juin 1838 et les maisons spéciales qu'elle régit sont, depuis quelque temps, l'objet d'attaques violentes. Certains orateurs, certains journaux semblent avoir pris à tâche de battre en brèche ces établissements, qui font la gloire de notre pays et l'admiration de tous les peuples civilisés.

Leurs efforts jusqu'ici ont été stériles, leurs coups impuissants. L'œuvre immortelle de Pinel, d'Esquirol, de Georget, de Ferrus et de toute une légion d'aliénistes, dignes élèves de tels maîtres, est restée debout, majestueuse, en dépit de l'aveuglement de ses ennemis acharnés.

Espérons qu'il en sera toujours ainsi dans l'intérêt de ces pauvres déshérités de la raison, qui viennent chercher, dans ces établissements, un asile et un remède contre la plus cruelle des infirmités !

Pendant notre séjour à l'asile public des femmes aliénées de Bordeaux, où nous avons rempli, plus de trois années durant, les fonctions d'interne, nous fûmes surpris du petit nombre de malades curables comparativement au chiffre des admissions.

Nous recevions, chaque année, de 100 à 120 aliénées, et sur ce nombre, relativement assez considérable, la moitié à peine offraient à leur arrivée des chances de guérison ; les autres pouvaient, dès ce moment, être considérées comme incurables.

Ce fait nous ayant frappé dès le début de notre internat, nous nous demandâmes quelle pouvait être la cause d'un tel état de choses.

La première question qui se présenta à notre esprit fut celle-ci : l'aliénation mentale, en tant qu'entité pathologique distincte, comporte-t-elle une si grande proportion d'incurables ?

Nous fîmes des recherches à ce sujet, et nous reconnûmes bientôt que certaines formes d'aliénation mentale étaient, en effet, incurables de leur nature : telles sont, en première ligne, l'idiotie, l'épilepsie, la démence et presque toujours la paralysie générale progressive. Mais, en comparant le nombre de ces cas, parfaitement distincts, avec le chiffre total des entrées, nous remarquâmes que la plupart des malades devaient leur incurabilité à autre chose qu'à la nature de leur affection.

En effet, à part cette catégorie d'aliénées, incurables *ipso facto*, et dont la proportion, dans les asiles de province, ne s'élève pas à plus de 12 0/0, l'examen attentif des autres malades et les renseignements recueillis avec le plus grand soin nous montraient, en général, que rien dans les causes, rien dans le début, dans la forme, dans la nature même de la maladie ne faisait, tout d'abord, prévoir l'incurabilité qui devait suivre. Nous trouvions, pour ces dernières malades, les mêmes causes, la même nature, le même début dans l'affection, que chez les aliénées rangées parmi les curables.

Dès lors nous pouvions conclure que l'incurabilité ne dépendait pas de la maladie elle-même, mais bien de conditions particulières subies par les malades, survenant après le début de la folie, et pouvant en modifier la marche et la terminaison.

Quelles pouvaient être ces conditions? Pourquoi, la maladie une fois établie, sa marche devait-elle tendre, dans un cas, vers la guérison, dans l'autre vers l'incurabilité?

L'étude approfondie des observations que nous avions recueillies nous démontra que cette différence, dans le résultat final, ne devait être attribuée, dans l'immense majorité des cas, qu'à l'ancienneté de la maladie, au moment où les malades entraient à l'asile.

Ainsi que de fois ne nous a-t-il pas été donné de voir une malade maniaque ou lypémaniaque au début, ayant offert par conséquent longtemps des chances de guérison, nous être amenée dans un état confirmé de démence! Souvent même nous nous sommes cru autorisé à supposer que cette malade, condamnée désormais à vivre et à mourir dans une maison d'aliénées, en serait sortie guérie au bout de quelques mois, si elle eût été soumise plus tôt à un traitement convenable.

C'est du moins ce que nous avions observé chez d'autres malades du même sexe, du même âge, et dont le délire avait éclaté dans des circonstances à peu près identiques. La seule différence entre ces dernières et celles que nous avions sous les yeux consistait dans la durée de la maladie, au moment de l'entrée. Les premières étaient arrivées un, deux ou trois mois après le début de leur affection, tandis que les autres étaient déjà aliénées depuis six, huit et dix mois, quelquefois même depuis une ou plusieurs années. Ces faits nous donnaient pleinement raison.

Cependant nous voulûmes savoir quelle était, à cet

Lasserre. 1

égard, l'opinion des maîtres de la science psychiatrique.

Après avoir consulté divers traités d'aliénation mentale, après avoir interrogé un grand nombre de rapports médicaux sur les asiles, nous fûmes heureux de constater que les bienfaits de l'isolement, pratiqué dès le début de la folie, avaient été signalés par tous les médecins qui, depuis Pinel, se sont spécialement consacrés à l'étude des névropathies.

Dès ce moment, notre route se trouva toute tracée. Nous avons depuis poursuivi, dans ce sens, nos études et nos recherches; et c'est le résultat de ces recherches et de nos observations que nous avons consigné dans ce modeste travail.

Le sujet n'est pas neuf; bien d'autres, et certes beaucoup plus expérimentés que nous, l'ont déjà traité. Néanmoins il nous a semblé que tout n'avait pas encore été dit sur cette importante question et que, quoique novice dans la carrière, il nous était permis d'ajouter à l'édifice, élevé par nos devanciers, la pierre qu'il nous a été donné de ramasser sur notre chemin. Le raisonnement et la brutale éloquence des chiffres valent mieux, en pareil cas, que toutes les observations que nous pourrions rapporter.

En nous plaçant à ce point de vue spécial, nous croyons suivre l'esprit des maîtres qui ont dirigé nos premières études en aliénation mentale; de plus, ne pouvant rien pour ces milliers d'infortunés qui peuplent nos asiles et d'où ils ne sortiront peut-être jamais pour y être entrés trop tard, nous espérons être utile à l'humanité en signalant les causes qui les ont plongés dans une aussi déplorable situation.

Presque tous les aliénés finissent par recourir aux soins donnés dans les maisons spéciales ; mais ce qu différe chez eux, c'est le moment où ils viennent réclamer ces soins, où ils sont soustraits à l'influence du milieu dans lequel leur mal a éclaté. Il arrive très-souvent que les familles, guidées par un sentiment funeste à leurs parents, quoique excellent en lui-même, ne se décident à user de l'isolement que lorsque la maladie est arrivée à une période où un traitement efficace ne peut plus être appliqué. Elles ne se préoccupent pas le moins du monde de savoir si, au point de vue de la guérison, le moment où le placement a lieu n'a pas une influence. Elles entourent le malade de tous les soins que leur dévouement peut leur inspirer ; elles croient que, sans changer ses conditions d'existence, un traitement est possible, et que, pratiqué par elles, les effets en seront meilleurs.

C'est là une grave erreur, dont un nombre incalculable de faits démontre tous les jours la trop funeste influence. Nous sommes convaincu que si l'isolement des aliénés, au lieu de se faire dans de si fâcheuses conditions, était effectué en temps opportun, la proportion des incurables subirait une très-notable diminution. C'est sur ce point capital que nous désirons appeler tout particulièrement l'attention.

Nous diviserons notre travail en plusieurs chapitres : après une rapide étude historique, nous démontrerons, en nous basant sur le raisonnement, la nécessité de pratiquer l'isolement au début des affections mentales ; ensuite nous établirons le même fait en nous appuyant sur la statistique ; puis nous rechercherons , pour les combattre, les raisons qui empêchent les familles de recourir plus souvent à un prompt isolement; enfin, après avoir répondu aux principales attaques dirigées contre la loi de 1838 et les asiles, nous indiquerons sommairement les modifications qu'il nous paraît utile d'y apporter.

ÉTUDE

SUR

L'ISOLEMENT

CONSIDÉRÉ COMME MOYEN DE TRAITEMENT

DANS LA FOLIE

CHAPITRE PREMIER.

HISTORIQUE.

La folie semble avoir été connue de tout temps, et, nous devons le dire à la louange des anciens, elle a été souvent mieux comprise, surtout mieux traitée dans l'antiquité qu'à certaines époques plus rapprochées de nous.

Nous allons successivement étudier les principales théories émises sur son origine et sa nature, depuis les temps les plus reculés jusqu'à nos jours, afin de faire ressortir l'influence tantôt salutaire, tantôt funeste qu'elles ont exercée sur le traitement de cette maladie.

Cette étude nous permettra de suivre, à travers les siècles, la marche progressive de l'esprit humain toujours à la recherche de la vérité, et nous fera connaître en même temps les efforts tentés par les médecins de chaque époque pour se dégager des préjugés régnants et faire avancer la science.

Elle embrasse trois périodes, offrant chacune un caractère parfaitement distinct : les temps anciens, le moyen âge et les temps modernes.

Première période. Temps anciens. — Avant Hippocrate, la folie, comme toutes les autres maladies, était attribuée à la colère des dieux. Il fallait, pour en obtenir la guérison, apaiser leur courroux. Cette croyance était universellement répandue, mais l'interprétation du phénomène variait selon les lieux et les idées religieuses. De là ces nombreuses dénominations, sous lesquelles les aliénés étaient connus chez les différents peuples ; de là encore cette diversité de sentiments qu'ils faisaient naître autour d'eux.

Chez les Hébreux, par exemple, les fous, regardés comme des possédés, étaient un objet de pitié et de tendre sollicitude ; mais, d'un autre côté, on ne cherchait pas à les guérir.

Ainsi, Saül étant devenu fou, ses serviteurs continuent à avoir pour sa royale personne les mêmes égards et le même respect, mais ne songent nullement à apaiser la colère divine. Au lieu d'employer les moyens de guérison usités chez d'autres peuples, ils se contentent de faire venir un des fils d'Isaï, de Bethléem, *harpiste distingué de l'époque.*

« Toutes les fois que l'esprit malin s'emparait de
« Saül, David prenait sa harpe et en jouait ; aussitôt
« Saül était soulagé, car l'esprit malin se retirait de
« lui (1). »

Chez d'autres peuples de l'Orient, au contraire, les

(1) Livre des Rois, chap. 16, vers. 23

fous, loin d'inspirer le respect et la compassion, excitaient la terreur et le dégoût. On les abandonnait à leur malheureux sort; bien plus, on les chassait de la société des hommes, on les repoussait de partout. Nabuchodonosor, roi de Babylone, en est un exemple frappant.

« Chargé de l'anathème divin, il est chassé de la compagnie des hommes..... Son corps fut trempé de la rosée céleste, en sorte que les cheveux lui crûrent comme les plumes d'un aigle et que ses ongles devinrent comme les griffes d'un oiseau..... Après que le temps marqué de Dieu eut été accompli, moi Nabutcatnezar, j'élevai les yeux au ciel, et le sens et l'esprit me furent rendus (1). »

Chez les Grecs, on admettait deux catégories d'aliénés, parfaitement distinctes. Les uns, considérés comme des inspirés, des favoris des Dieux, étaient entourés d'un saint respect; il s'agissait moins de les guérir que d'en faire un objet de vénération, parfois même ils servaient d'intermédiaire entre l'homme et la divinité irritée. Heureux qui leur ressemblait!

Les autres, qu'on croyait poursuivis par les *Euménides vengeresses*, provoquaient plus de pitié que de frayeur. C'est surtout pour ces derniers que les médecins de cette époque, qui étaient à la fois prêtres et médecins, instituèrent un traitement spécial, en rapport avec les idées qu'ils se faisaient de la folie. Ce traitement comprenait des moyens hygiéniques et des moyens moraux.

Les malades étaient soumis à un régime choisi des plus sains; on leur conseillait de changer de milieu, d'aller respirer un air pur et tempéré, de fréquenter

(1) Daniel, chap. 4, vers. 26, 27, 28, etc., etc.

les temples, de visiter en pèlerins les lieux célèbres, où s'accomplissaient tant de cures merveilleuses.

Là, les prêtres-médecins, désignés sous le nom générique d'Asclépiades, mettaient tout en œuvre pour s'emparer de l'imagination des visiteurs. Connaissant la grande influence du moral sur le physique, ils ordonnaient des prières, des jeûnes et autres pratiques expiatoires; quelquefois même, ils obligeaient les malades à coucher une ou plusieurs nuits dans le temple; en un mot, ils ne négligeaient rien de ce qui pouvait frapper l'esprit déjà si impressionable des aliénés. Ce n'est qu'après avoir été dûment purifiés par le jeûne et la prière, qu'ils étaient jugés dignes de consulter l'oracle.

Que quelques lypémaniaques ou hypochondriaques aient recouvré la raison par l'emploi de ces moyens purement hygiéniques et moraux, il n'y a rien qui doive nous surprendre.

Du reste, les Asclépiades n'excluaient pas absolument du traitement de la folie les moyens physiques. Ils prescrivaient, dans certains cas, la saignée, les purgatifs, les vomitifs, les bains, l'usage des eaux minérales, etc.; mais, il faut le reconnaître, ces agents thérapeutiques n'avaient à leurs yeux qu'une importance secondaire pour la guérison.

Dans ses Etudes cliniques, M. Morel a parfaitement résumé les différents moyens de traitement mis en usage par les médecins de cette époque pour guérir la folie :

Les malades trouvaient du soulagement, dit-il, quelquefois la guérison, dans des temples situés au milieu d'oasis, et dont la position réalisait par là-même quelques-unes des conditions précieuses de l'isolement.

Le repos, l'éloignement du tumulte du monde, la musique, les grands bains, la gymnastique, les influences religieuses, le changement d'hygiène, des habitudes, etc., étaient les principaux agents d'un traitement dont les malades retiraient d'incontestables avantages. »

L'art lui-même nous a conservé le souvenir de ce traitement : « On voit encore aujourd'hui, continue le même auteur, dans une des salles du Vatican, des peintures étrusques, monument le plus ancien qui se soit conservé dans ce genre. Ces peintures rappellent le traitement moral des prêtres-médecins..... Le patient est étendu sur un lit..... des personnes l'entourent, le frictionnent, opèrent une espèce de massage et cherchent évidemment à lui appliquer un remède bienfaisant.

D'après une autre peinture, on veut l'égayer par la musique et par une pantomime dansante ; plus loin, on le plonge dans un bain, on lui arrose la figure, on essaye de fixer son attention ou de le consoler par des lectures appropriées à sa situation (1). »

A l'avénement d'Hippocrate, le traitement de la folie, tel que l'avaient institué ses prédécesseurs, fut complétement délaissé. De moral et d'hygiénique qu'il était avant lui, il devint exclusivement physique. Hippocrate s'éleva de toutes ses forces contre la croyance universellement répandue, qui attribuait à une intervention divine la folie aussi bien que les autres maladies. Pour lui toutes les maladies, et la folie en particulier, résultaient de l'*influence funeste exercée par toutes ces humeurs âcres, qui troublent le jeu et l'harmonie de nos fonctions.*

(1) Morel, Etudes cliniques, tom. 1, p. 515.

Partant de ce principe, il ne pouvait instituer pour les fous un traitement spécial ; aussi les traitait-il comme les autres malades.

Cependant, malgré sa théorie humorale, qui eut certainement une funeste influence sur le traitement de la folie, puisqu'elle le fit consister dans l'emploi exclusif des agents thérapeutiques, nous devons lui savoir gré d'avoir cherché à déraciner le préjugé, plus funeste encore, qui rapportait à la divinité toutes les maladies.

Nous devons aussi rendre cet honneur au père de la médecine, qu'il avait bien compris l'intervention du cerveau dans la manifestation des actes délirants : «... C'est par là (*le cerveau*) que nous sommes fous, que nous délirons, que des craintes ou des terreurs nous assiégent, soit la nuit, soit après la venue du jour (1). »

La théorie humorale ne disparaît pas avec son auteur, son influence se fait sentir longtemps encore après lui. Galien lui-même, cette grande figure médicale du IIe siècle, qui a émis sur la localisation, sur les phénomènes morbides de la folie, des préceptes si justes, admet l'action étiologique des humeurs et communique une vie nouvelle à cette théorie, au moment où elle semblait s'éteindre. Néanmoins quelques médecins de cette époque, comprenant mieux la solidarité qui existe si souvent entre les troubles de la raison et la moralité antérieure des individus, reviennent au traitement moral et appliquent aux aliénés les doctrines de l'école pythagoricienne sur l'*hygiène de l'âme.*

Nous dirons avec M. Morel, qu'il n'est, pour ainsi dire, aucune indication thérapeutique de l'ordre phy-

(1) Hippocrate, De la maladie sacrée, traduction par Littré. Paris, 1849

sique et de l'ordre moral qui n'ait été posée par eux et résolue le plus souvent de la manière la plus heureuse. Les bains, les purgatifs, les émissions sanguines générales et locales, les fomentations sur la tête, faisaient la base d'une thérapeutique complétée par l'isolement et le repos du malade, par les voyages et les distractions, lorsque la chose était indiquée, par tous les moyens, en un mot, compris dans le traitement moral des modernes.

« Les indications, ajoute M. le Dr Morel, sur la nécessité de l'isolement des aliénés, décèlent, chez ces médecins, une connaissance approfondie de toutes les circonstances qui peuvent activer ou modifier le délire de ces malades. »

Soranus conseille de ne pas laisser les aliénés en contact avec les personnes qu'ils craignent ou qu'ils respectent, les fréquentes entrevues étant de nature à compromettre un pareil ascendant; il ne faut recourir à cette autorité de la crainte ou du respect que lorsqu'ils résistent aux volontés de ceux qui les entourent.

Nous citerons, comme principaux partisans du traitement physique et moral, Soranus, Cœlius Aurélianus, Thémison, Arétée de Cappadoce, Celse, etc., etc.

Nous devons aussi leur rendre cette justice qu'ils n'ont jamais conseillé, dans le traitement des maladies mentales, l'emploi des moyens de coercition et d'intimidation.

Alexandre de Tralles et Paul d'Egine sont les derniers médecins de l'antiquité qui aient appliqué aux aliénés un traitement en rapport avec leur situation. Les médecins arabes Avicenne et Rhazès, sans faire de la folie une étude spéciale, restent encore quelque temps fidèles aux saines traditions du passé. Mais à partir de ce moment jusqu'au xv° siècle, le phénomène folie est tout autrement interprété.

C'est par suite de l'oubli qu'on a fait des admirables préceptes des anciens sur cette maladie que les aliénés ont été si malheureux jusqu'à la fin du xviiie siècle, et que l'étude de cette branche de l'art de guérir a été si complétement enrayée.

Deuxième période. — Au moyen âge, on croyait généralement que la folie était une manifestation diabolique, *la possession d'une intelligence humaine par une influence démoniaque.* Cette croyance, qui existe encore aujourd'hui dans quelques contrées de l'Orient, ressemble beaucoup, comme on le voit, à celle des anciens ; cependant elle en diffère essentiellement, en ce que ces derniers regardaient ces influences comme salutaires, tandis que les savants du moyen âge ne voulaient voir dans les actes délirants qu'une action diabolique, une intervention de Satan, l'ennemi éternel du genre humain.

Cette fausse interprétation du phénomène folie eut de terribles conséquences pour les malheureux atteints d'aliénation mentale. Il fallait, à tout prix, délivrer l'infortuné ; et l'exorcisme, vu les idées du temps, était le seul remède employé pour chasser l'esprit malin du corps des possédés. Si ce moyen échouait, ce qui était forcé, le malheureux était jeté dans un cachot, ou condamné à périr sur le bûcher, *ad majorem Dei gloriam.* Le martyre de Jeanne d'Arc et d'Urbain Grandier, ces deux grandes victimes de la superstition puissante, la séquestration d'Edelin, docteur en Sorbonne, le terrible adversaire des théologiens de son temps, et de tant d'autres qui furent condamnés à finir leurs jours dans des cabanons affreux, attestent la véracité de ces assertions. « La démonopathie a été cause que des « milliers de sujets ont expiré dans les plus affreux « tourments ; la spectropathie a été cause que la tombe « des morts a été mille fois profanée. » (Calmeil.)

Cependant quelques médecins des xv⁰ et xvi⁰ siècles, parmi lesquels nous citerons Paul Zacchias et Wier, dit Piscinarius, élèvent la voix en faveur des aliénés. Ils essayent de détruire les préjugés de leur époque et de faire revivre les saines doctrines des anciens ; mais leurs efforts n'aboutissent qu'à accumuler sur la tête des malheureux fous des cruautés et des supplices de tout genre.

Quand nous lisons aujourd'hui les terribles châtiments infligés aux malheureux hallucinés du pays de Vaud, de l'Artois, de la Picardie et de la haute Allemagne, nous sommes heureux de trouver des médecins dont le cœur s'est soulevé d'horreur et dont la raison a refusé de croire à toutes les atrocités imputées à ces pauvres aliénés. C'est aux médecins d'ailleurs que revient l'honneur d'avoir conservé, en tout temps, le dépôt sacré de la science, dont les progrès s'étendent chaque jour dans le but d'éclairer les hommes et d'assurer leur bonheur.

Plus nous nous rapprochons des temps modernes, plus les médecins se dégagent des préjugés régnants ; plus ils s'efforcent de combattre les erreurs généralement admises et de ramener les esprits à des idées plus justes sur la folie.

Mais, comme le fait très-bien remarquer M. Morel, à mesure que la question scientifique progresse, la ques-

tion humanitaire reste stationnaire. On commence bien
à reconnaître que les aliénés ne sont pas les victimes
de l'obsession démoniaque, ni les complices de tous les
crimes imputés à la sorcellerie ; mais il est évident qu'on
est encore animé, à l'égard de ces infortunés, de dispo-
sitions peu bienveillantes.

« Si, ajoute cet auteur, les connaissances des médecins
des xvie, xviie, xviiie siècles sont plus étendues, nous ne
voyons pas la douceur et les soins de l'hygiène la plus
vulgaire faire partie du traitement moral et physique
des aliénés. La crainte et l'intimidation sont, au contraire, à l'ordre du jour ; les violences les plus bru-
tales s'exercent à leur égard, non-seulement dans les
prisons et les cachots humides et infects où ils sont
renfermés, mais nos hospices ne sont pas même un
refuge pour la pitié et la commisération qu'excite partout aujourd'hui une pareille infortune (1). »

La séquestration n'a d'autre but, à cette époque, que
de préserver la société ; elle n'a nullement pour objet
d'être utile aux malades. C'est surtout en cela qu'elle
diffère de l'isolement qui, en protégeant la société et le
malade, amène souvent la guérison de ce dernier.
Quelle différence encore entre la manière dont on le
pratique aujourd'hui et la façon barbare de séquestrer
les aliénés au moyen-âge !

Quittons cette époque néfaste, tournons cette page
lugubre de l'histoire des névropathies, et arrivons au
xviiie siècle.

Troisième période. — *Temps modernes.* — Les médecins
de cette époque inaugurent une ère de réforme et de

(1) Morel, Maladies mentales, p. 57.

progrès en faveur des aliénés. Ils se mettent ardemment à l'œuvre et démontrent l'absurdité des croyances régnantes sur l'aliénation mentale. Il est regrettable que tant d'efforts, dans le but d'améliorer le sort des aliénés, aient été si complétement perdus pour le traitement des maladies mentales. Nous voyons, en effet, les fous soumis partout à une médication des plus irrationnelles. On les saigne à outrance, on les charge de fers, on les frappe même, on emploie, en un mot, tous les moyens qui semblent de nature à dompter leur délire, soit en les affaiblissant, soit en leur inspirant de grandes frayeurs. Est-il nécessaire d'ajouter qu'on obtenait presque toujours un résultat tout opposé à celui qu'on espérait ? La raison seule doit l'indiquer.

Enfin apparaît, pour le bonheur des aliénés, l'illustre Pinel, l'auteur de la *Nosographie philosophique* et la personnification la plus glorieuse de cette mémorable époque. Il entreprend courageusement la réforme du traitement des maladies du système nerveux, et ne cesse de réclamer l'amélioration des lieux affreux où les aliénés étaient relégués.

Les saignées à outrance sont bannies du traitement ; les lourdes chaînes en fer tombent des mains des fous de Bicêtre ; les hideux cabanons qui leur servaient de réduit se ferment à tout jamais. Pinel conseille, à l'égard des aliénés, la douceur, la bienveillance, la persuation pratiquées par les médecins de l'antiquité, et, le premier, il en donne l'exemple. Enfin, il pose les principales bases d'un traitement médical, établi *uniquement sur l'observation et l'expérience.*

Esquirol, son illustre élève, marche glorieusement sur ses traces ; il adopte la méthode de son maître et expose, avec un talent incomparable, les vrais principes de la pathologie cérébrale. Nous devons encore à cet illustre médecin la création des asiles d'aliénés, que nous nous efforçons plus loin de venger des attaques injustes dont ils sont l'objet.

A partir de ce moment, l'étude de l'aliénation mentale fixe l'attention de nombreux médecins; et grâce aux progrès qu'ils ont fait faire à cette branche de la médecine, le sort des aliénés s'améliore tous les jours.

Si nous voulions, pour être juste et complet, nommer tous les auteurs qui ont conseillé l'isolement comme moyen de traitement de la folie, nous serions obligé de rappeler tous les aliénistes qui ont écrit sur l'aliénation mentale. Qu'il nous suffise de citer les noms de Ferrus, Parchappe, Calmeil, Leuret, Voisin, Lunier, Rousselin, etc., etc.

Il ressort de cet exposé historique, que l'isolement a été souvent employé pour guérir la folie, mais qu'il ne paraît pas l'avoir été de la manière dont nous voulons l'appliquer. On ne voit pas, en effet, qu'il ait été conseillé, avant l'époque moderne, au début des affections mentales. C'est un point de thérapeutique qui avait échappé à l'esprit subtil et observateur des anciens, et dont les aliénistes modernes ont su tirer un si grand profit pour le traitement des névropathies.

CHAPITRE II.

Le but principal de ce travail n'est pas de faire ressortir les précieux avantages de l'isolement; que pourrions-nous ajouter à tout ce qu'en ont dit Pinel, Esquirol et tant d'autres célèbres aliénistes? Les ouvrages spéciaux sont, à ce sujet, pleins d'aperçus savants et fournissent de nombreux détails théoriques sur l'influence psycho-physiologique exercée par cet agent de la médication mentale.

Nous nous attacherons surtout à établir la nécessité de pratiquer l'isolement dès le début de l'aliénation, et à prouver que, toutes choses égales d'ailleurs, cette maladie guérit d'autant plus vite qu'elle est plus récente au moment où le malade est isolé.

Mais en conseillant d'isoler les aliénés dès l'apparition du trouble mental, nous ne voulons pas dire qu'il faut toujours et dans tous les cas les interner dans un asile; qu'il faut les isoler de telle façon qu'ils ne puissent voir personne ni communiquer avec qui que ce soit. L'isolement, tel que nous le comprenons, n'est pas une solitude complète, une *séquestration* absolue, comme au moyen-âge. Du reste, les aliénistes devraient parler le moins souvent possible de *séquestration*, ce mot étant de nature, par le lugubre souvenir qui s'y rattache, à entretenir les préjugés dont le peuple est encore imbu à l'égard des asiles et des aliénés.

Nous n'entendons pas dire non plus qu'il faut isoler indistinctement tous les aliénés dès le début de leur affection. Il existe certaines formes d'aliénation mentale où l'isolement n'est nullement indiqué. Ainsi on peut laisser sans inconvénient dans sa famille un paralysé général, s'il se trouve parmi les siens une personne ayant sur lui beaucoup d'autorité. Dans quelques cas de délire suraigu, analogue à celui de certaines pyrexies, il est encore prudent de s'abstenir d'isoler l'aliéné, surtout si l'on prévoit une terminaison rapide et prochaine par la guérison ou la mort.

Ce que nous demandons, c'est que l'aliéné soit immédiatement soustrait à l'action du milieu dans lequel il a contracté sa maladie ; c'est que, comme tout autre malade, il soit placé, dès l'apparition des premiers symptômes délirants, dans de bonnes conditions pour suivre un traitement régulier. Car, si dans toute affection, l'organe malade doit être condamné à un repos relatif, aussi complet que possible, dans la folie, où le cerveau ne fonctionne plus régulièrement et n'a plus le même état physiologique, ce repos devient une nécessité absolue. Or, ces principes généraux trouvent leur application dans l'isolement, que nous définirons :

Cette partie du traitement de l'aliénation mentale, qui consiste à soustraire d'une manière efficace l'aliéné aux influences du milieu où s'est développée la folie. En d'autres termes, l'isolement est un changement de milieu qui, tout en permettant à l'organe malade de se reposer, fait disparaître les principales causes du délire, de quelque façon et en quelque lieu qu'il s'opère.

L'isolement est aussi un mode d'assistance des aliénés ; mais, vu le point spécial où nous nous plaçons, nous laisserons de côté cette question, qui a cependant bien son importance.

Nous n'avons en vue, dans ce travail, que les aliénés curables ou susceptibles d'amélioration et les aliénés dangereux. Quant aux incurables et aux inoffensifs, on devrait les laisser dans leur famille, toutes les fois que la chose est possible, et, dans le cas contraire, les placer ailleurs que dans les asiles d'aliénés, ceux-ci ne devant être que des hôpitaux et non des hospices de vieillards et d'incurables.

D'après la définition que nous avons donnée de l'isolement, il résulte que le milieu dans lequel le délire éclate doit exercer une influence pernicieuse sur la marche et la terminaison de la folie. Mais d'abord ce milieu n'a-t-il pas une action réelle, au point de vue étiologique? Avant de répondre à cette question, il nous paraît utile de jeter un coup d'œil sur les principales causes de l'aliénation mentale.

On les divise généralement en causes physiques et en causes morales ou en causes prédisposantes et causes occasionnelles ou déterminantes.

Ces deux classifications ne sont pas très-rigoureuses : une cause d'ordre moral, dans un cas, peut, en effet, devenir physique dans un autre, et quelquefois même, agir à la fois sur le moral et le physique.

Il en est de même des causes prédisposantes et occasionnelles, dont la nature peut varier à chaque instant. Mais, en pratique, cette manière de diviser les causes de la folie n'offre pas de grands inconvénients.

Nous ferons surtout remarquer le tort que l'on a de ne rattacher l'aliénation mentale qu'à deux causes au plus. On ne tient pas assez compte, à notre avis, dans l'étude étiologique de la folie, de ces mille influences diverses, inhérentes à la manière de vivre de chaque individu. Lorsqu'un cerveau se trouble, par exemple, que la raison s'égare, que les idées deviennent confuses, les conceptions fausses, c'est presque toujours à la suite d'une multitude de causes, dont quelques-unes peuvent échapper à l'analyse, mais dont l'action, quoique lente et cachée, n'en a pas moins produit ses terribles effets. Ce qu'on appelle cause prédisposante n'est autre chose qu'un ensemble de circonstances fâcheuses, agissant lentement sur l'organisme et préparant ainsi les voies à la folie; la cause occasionnelle, souvent banale, arrive alors comme la goutte d'eau qui fait déborder le vase.

La multiplicité des causes dans la folie a été, du reste, démontrée d'une manière évidente et avec beaucoup de talent pour mon excellent ami M. le D' Salet, ancien médecin-adjoint de l'asile de Bordeaux. Il a écrit, sur l'influence étiologique du milieu où vit l'aliéné, un mémoire très-intéressant, lu au Congrès médical qui a eu lieu en 1865 dans cette ville. Nous aurons plusieurs fois occasion, dans le cours de ce travail, de citer ce mémoire, auquel nous empruntons le passage suivant :

« Qu'elle agisse sur le moral ou que son action se manifeste aussi sur le physique, la cause occasionnelle, quand elle existe, peut être unique; mais derrière elle se cache, se dissimule tout un ensemble de causes à action lente. Ce sont elles qui modifient sourdement notre manière d'être et préparent la folie. L'explosion du délire est toujours précédée d'un travail qui s'opère lentement dans les profondeurs de l'organisme. Les forces morbides, sous l'influence desquelles ce travail peut se trouver placé, varient à l'infini : tout ce qui modifie les actes physiologiques, soit de l'être physique, soit de l'être moral, lentement ou tout d'un coup, peut être énuméré parmi ces forces. S'il faut souvent tenir compte des influences morales, dans les affections somatiques, dans la folie, qu'elle se manifeste par des troubles de l'intelligence, par des lésions de sentiment, par des perturbations de la volonté, enfin quels qu'en soient les symptômes, ces influences sont toujours considérables..... Ces causes, déjà si nombreuses, se combinent encore de mille manières : quelquefois elle se multiplient les unes les autres, c'est lorsqu'elles agissent dans le même sens, qu'elles convergent vers le même but. D'autres fois, l'action de l'une est détruite ou affaiblie par celle d'une autre, elle l'appelle. Il pourra même se faire que cette dernière en exagère encore l'action...

« Nous sommes soumis à une infinité de courants, qui nous entraînent tantôt dans un excès, tantôt dans un autre ; il peut se faire alors que, notre limite de résistance étant dépassée, un trouble permanent se manifeste. »

Il est difficile de mieux démontrer l'immense multiplicité des causes qui dominent l'étiologie de la folie ; de mieux décrire les diverses modifications qu'elles subissent en se combinant entre elles.

Nous n'insisterons pas davantage sur ce point et nous rechercherons si ces influences si mutiples peuvent tenir au milieu dans lequel vit l'aliéné.

Et d'abord, pour ce qui regarde les causes physiques, n'est-il pas évident qu'elles résultent presque toujours des conditions extérieures au milieu desquelles nous vivons?

N'a-t-on pas signalé l'influence du sol, du milieu ambiant dans la genèse de la folie? Les rapports des médecins d'asile en fournissent, chaque année, plusieurs exemples. Les abus alcooliques, l'onanisme, le libertinage, qui produisent si fréquemment des troubles de la raison, ne naissent-ils pas le plus souvent sous l'influence de l'entourage? Nous mentionnerons encore, parmi les nombreuses causes de folie engendrées par le milieu, les influences physiques résultant du mode d'alimentation, de la profession, des habitudes, etc.

Si nous étudions maintenant les causes dont l'action retentit plus particulièrement sur l'intelligence, la sensibilité morale, ou sur ces deux ordres de facultés à la fois, nous trouvons encore, comme causes se rapportant au milieu, les excès de travail intellectuel, les préoccupations diverses, les chagrins domestiques, l'ambition, la jalousie, la superstition, le spiritisme, le somnambulisme, etc. Une éducation mal dirigée, des sentiments religieux exagérés, de mauvaises lectures, un amour malheureux, une déception trop vive, etc., ne sont-ils pas des causes fréquentes de folie produites par ce même milieu?

« Un individu, dit M. Salet, ne devient pas buveur, débauché, libertin, ne s'adonne pas à tous les excès qui minent son organisme, sans y avoir été sollicité par les choses ou les personnes qui l'entourent. L'exemple, l'occasion, voilà son excuse. Mais une fois ces habitudes contractées, le milieu qui en a favorisé le développement ne pourra évidemment plus les empêcher de grandir. Les racines qu'elles jetteront dans leurs pauvres victimes seront de plus en plus profondes » (1).

L'influence étiologique du milieu ressort encore des faits suivants : plusieurs fois nous avons vu des aliénées,

(1) Salet, mémoire cité.

en voie de guérison, retomber subitement dans leur délire primitif, à la suite d'une visite faite par des personnes qui retraçaient à leur esprit les conditions antérieures de leur existence. Que de fois n'avons-nous pas constaté des rechutes survenues dès les premiers jours, les premières heures même du retour dans la famille! Nous regrettons que les limites de notre travail ne nous permettent pas de rapporter les nombreuses observations que nous pourrions citer à l'appui de ce fait.

Nous conclurons donc que l'influence étiologique du milieu où vit l'aliéné se fait sentir dans la plupart des cas d'aliénation, sinon dans tous.

Nous allons démontrer maintenant que l'action pernicieuse de ce milieu, les causes innombrables de folie qu'il renferme, ne cessent pas d'agir lorsque le délire est déclaré.

La cause ou les causes qui engendrent une maladie ne disparaissent pas toujours une fois celle-ci établie. Cela peut arriver quelquefois en pathologie ordinaire; mais en est-il de même en pathologie mentale? L'aliéné, s'il ne change immédiatement de milieu, ne continuera-t-il pas à subir l'action des causes qui ont déterminé chez lui un trouble intellectuel? Ce n'est pas évidemment le délire qui pourra, par le seul fait de son existence, modifier le milieu, ni l'entourage du malade. Si un individu, par exemple, est en proie à des chagrins domestiques, assez violents pour le rendre fou, n'est-il pas certain qu'il continuera à subir leur influence, tant **qu'il séjournera là où sont nés ces chagrins?**

Qu'une femme devienne aliénée, après la mort de son mari ou de son enfant, il est évident que, si elle ne change pas de milieu, les personnes et les choses qui l'entourent fourniront à son délire un aliment continuel, en retraçant à son esprit l'image de celui qu'elle a perdu. N'en sera-t-il pas de même pour cet homme qui, se lançant aveuglément dans des spéculations hasardées, perd, en un jour, sa fortune et sa position ? N'en sera-t-il pas de même pour ces jeunes gens qui, tourmentés par une violente passion ou un amour sincère, voient se dresser devant eux des obstacles insurmontables ? Et cet ambitieux qui, une fois parvenu au faîte de la gloire et des honneurs qu'il a longtemps convoités, s'en trouve subitement précipité, ne rencontrera-t-il pas autour de lui une foule de circonstances lui rappelant sans cesse les cruelles déceptions qu'il a éprouvées ? Dans tous ces cas de folie, tenant à des causes occasionnelles d'ordre moral, l'action fatale du milieu est manifeste.

Si nous dépouillons les observations des malades dont le délire est dû à des influences plus particulièrement physiques, nous arrivons au même résultat. Sans parler de ces causes d'ordre physique dont l'action continue est, pour ainsi dire, palpable, telles que mauvaise condition de logement, de nourriture (les mangeurs de maïs avarié, entre autres), les cas de folie indépendants, en quelque sorte, de ces causes générales, subissent encore l'influence du milieu. Qu'il nous suffise de citer les deux observations suivantes :

Le sieur X..., à la suite de mauvaises affaires et de querelles de ménage, se met à boire pour oublier ses chagrins ; bientôt, le vin ne lui suffisant plus, il prend de l'eau-de-vie, de l'absinthe, jusqu'à ce que le délire s'en suive. Est-il possible, sans l'isolement, d'empêcher cet homme de continuer ses excès de boissons?

Le nommé B..., à peine âgé de 22 ans, après avoir abusé des alcooliques, s'adonne au libertinage le plus effréné. Il passe ses nuits dans les maisons de jeux, de prostitution; il fume et boit avec excès. Sa constitution physique, si robuste qu'elle soit, ne tarde pas à s'altérer, et, cette altération retentissant sur ses facultés intellectuelles, il devient fou. Il ne s'arrête pas pour cela; il continue plus que jamais ses orgies, et la famille se voit forcée de le faire entrer dans une maison de santé.

Si nous voulions multiplier les exemples, nous n'aurions qu'à puiser au hasard dans les divers recueils d'observations sur la folie.

Bien plus, non-seulement le milieu conserve toutes ses funestes influences, après l'explosion du délire, mais encore, dans beaucoup de cas, la folie, en les exagérant, augmente leur intensité. Tel individu devenu aliéné à la suite d'excès de boissons, une fois privé de l'usage de ses facultés, s'abandonne sans frein à son malheureux penchant. Le jeune homme ou la jeune fille chez qui l'onanisme aura affaibli la volonté, égaré la raison, se livrera à une masturbation encore plus effrénée. Il en sera de même toutes les fois que la folie reconnaîtra pour causes des sentiments religieux poussés à l'excès, des chagrins d'amour, des préoccupations exagérées de fortune, de réputation, une jalousie excessive, une ambition démesurée, etc.

« Les excès de tout genre n'atteignent souvent leur plus grande force que sous l'influence de la folie, à la création de laquelle ils ont concouru. » Salet, mém. cité.

Il reste donc établi que le milieu où vit l'aliéné entretient et souvent exagère le délire, après l'avoir produit.

L'expérience nous apprend, en outre, que les aliénés sont surtout dangereux durant la période aiguë de la folie. M. l'inspecteur général Rousselin, dans un remarquable travail sur l'utilité de l'isolement, au début des maladies mentales, rapporte à l'appui de cette opinion un grand nombre de faits très-probants. Les recherches auxquelles nous nous sommes nous-même livré ne font que confirmer cette vérité. Voici quelques exemples de malheurs irréparables qu'une plus grande sollicitude de la part des familles et de l'administration aurait pu empêcher :

Siècle, du 4 janvier 1872. — Hier, vers quatre heures du soir, un malheureux donnant tous les signes de l'aliénation mentale parcourait furieusement la Cité en chantant à tue-tête, lorsque arrivé à la hauteur du pont Notre-Dame, il s'arrêta tout à coup, et là, se mettant à cheval sur le parapet du pont, tira philosophiquement un révolver de sa poche, et, l'appuyant sur sa gorge, s'en déchargea deux coups à bout portant.

Le malheureux perdit l'équilibre et tomba dans la Seine, où il disparut bientôt. Aucune des personnes qui assistaient à cette scène lugubre n'avait eu le temps d'empêcher ce malheureux de mettre à exécution sa funeste résolution, et toutes les recherches que l'on fit immédiatement dans la Seine pour retrouver le cadavre demeurèrent infructueuses.

Siècle, 5 janvier. — Vers midi, passage Stainville, 17, le sieur C...., âgé de 25 ans, a tenté de mettre fin à ses jours en se coupant la gorge avec un rasoir. Ce jeune homme, qui a été trouvé quelques minutes après râlant sur son lit et littéralement baigné dans son sang, a été transporté d'urgence à l'hôpital Saint-Antoine, où des soins malheureusement inutiles lui ont été donnés.

Ce serait, paraît-il, sous l'influence d'un délire déterminé par l'abus des liqueurs alcooliques que C..., qui se grisait habituellement avec de l'absinthe, aurait tenté de se donner la mort.

Siècle, 8 janvier. — Les suicides par aliénation mentale se multiplient dans le VIe arrondissement. Il y a eu dans un seul jour, rue du Cherche-midi, trois suicides de ce genre. Au n° 76, le nommé Meugnot, 44 ans, commis en librairie, pris de *delirium tremens* pendant la nuit, s'est jeté du quatrième étage. Les voisins ont bien entendu la chute, mais il l'ont attribuée à un pot de fleurs.

On a constaté que sa fenêtre n'avait pas été ouverte et qu'il s'était élancé en piquant une tête au travers d'une vitre dont le châssis était relativement exigu, et, tel avait été l'élan, que son corps a été trouvé sur la terrasse du premier étage, à 3 mètres de la perpendiculaire. Il était mort.

Meugnot avait déjà été traité deux fois comme aliéné.

Siècle, du 30 janvier. — On écrit d'Alais au *Messager du Midi* :

Notre ville a été hier le témoin d'un crime odieux, celui de parricide, commis par le nommé Numa Carteyrade, âgé de 22 ans, sur Jean Carteyrade, son père, âgé de 62 ans.

Dans la soirée de mercredi, Numa Carteyrade avait eu une vive altercation avec son père ; les voisins intervinrent et le firent sortir de la maison. Mais quelques moments après, Carteyrade fils, rentrant à son domicile, pénétra subitement dans la chambre de son père et, s'armant d'un fusil, lui tira un coup à bout portant sans avoir proféré un seul mot. Le plomb dont le fusil était chargé fit balle et traversa le corps de part en part, à la hauteur du sein gauche. Sa mort fut instantanée....

Au dire de tout le monde, Numa avait un caractère des plus violents ; quelques-uns même affirment qu'il était sujet à des accès d'aliénation mentale.

Siècle, 31 janvier. — A trois heures, M. Lebrun, commissaire de police, était averti que le sieur Denis, tapissier, âgé de 45 ans, venait de se donner la mort en se précipitant dans le puits de la maison qu'il habite rue Stanislas, 11. Ce malheureux était en proie à des accès fréquents d'aliénation mentale.

Siècle, 6 février 1872. — Rue du Château-d'Eau, le nommé Berton, Alsacien, employé de commerce, a été trouvé pendu dans sa chambre. Le sieur Berton, depuis l'annexion de l'Alsace à l'Allemagne, donnait fréquemment des signes d'aliénation mentale.

Siècle, 11 février 1872. — Hier soir vers 7 heures, place Gaillon, le sieur Antoine F..., âgé de 32 ans, amputé de la main gauche, a tenté de se suicider en se coupant la gorge avec son couteau.

Ce malheureux, qui paraît atteint d'aliénation mentale, et qui s'est fait une blessure assez grave, a été conduit par les gardiens de la paix dans une pharmacie voisine, où les premiers soins lui ont été donnés.

Le blessé, dont l'état de faiblesse était extrême, a été conduit ensuite à la Charité.

Siècle, 13 février 1872. — Un suicide a eu lieu hier dans les circonstances les plus curieuses au n° 18 de la rue Delavigne. Le sieur J. Charrin, ferblantier, donnait depuis longtemps des signes d'aliénation mentale. Hier matin, résolu à se débarrasser de la vie, il s'est pendu dans son grenier, mais... par les pieds. La corde, peu solide, n'a pas tardé à se rompre, et Charrin est tombé sur la tête. Il s'est blessé au crâne. Le Dr Schlergue, appelé immédiatement, a trouvé son état des plus inquiétants.

Siècle, 15 février 1872. — Les balayeurs qui se livraient hier matin à 5 heures à leur travail habituel, rue d'Aguesseau, virent tout à coup s'ouvrir une fenêtre au 2e étage et une personne en chemise et bonnet de coton se mettre en devoir d'enjamber l'appui en s'écriant : « Je n'y puis plus tenir ! Les Prussiens m'ont empêché de dormir toute la nuit ; il y en a six sous mon lit. Il faut que je me sauve. »

On courut pour essayer de s'opposer à son dessein ; mais avant qu'on eût pu montrer dans son appartement, il s'était précipité.

Cet homme est un sieur R..., qui avait vu sa fortune en grande partie détruite par les derniers événements, et qui, depuis ce moment, donnait des signes de dérangement d'esprit.

Il s'est brisé la tête contre le trottoir et sa mort a été instantanée.

Siècle, 18 mars 1872. — Le train allant de Castres à Albi a rencontré sur la voie, près de Lautrec, un homme qui a été broyé par la machine. Il a été constaté que ce malheureux, dont les facultés mentales étaient altérées, s'était exposé au passage du train pour accomplir un suicide qu'il avait tenté plusieurs fois déjà d'exécuter.

Siècle, 29 mars 1872. — On nous signale un suicide des plus extraordinaires : Le sieur Pierre-Antoine C..., rue de l'Alma, s'est enfermé hier dans une armoire par laquelle passait le tuyau de son poêle, après avoir allumé le feu, puis une fois enfermé, il a crevé le tuyau avec son couteau, de sorte que la fumée, remplissant son étroite prison, l'a asphyxié.

Son supplice, a déclaré le médecin qui a constaté le décès, a duré un quart d'heure au moins. C... n'a pas poussé un cri. C'est seulement en rentrant que sa femme s'est aperçue de tout.

Sur le lit C... avait laissé une lettre ainsi conçue : « Je suis un misérable, que Dieu me pardonne mes fautes que je vais volontairement expier par une mort effroyable ! »

Signé : P. A. C.

Il paraît que, depuis un mois, C... avait donné divers signes d'aliénation mentale.

Siècle, 4 avril 1872. — Mme veuve Guicourt, âgée de 65 ans, domiciliée à Trouville-la-Haule (Eure), avait une voisine, la femme Guérard, qui était atteinte depuis quelque temps d'aliénation mentale lui occasionnant des paroxysmes furieux. Mme Guicourt allait souvent la visiter et lui donner des soins. Dimanche au soir, elle s'y rendit comme de coutume et résolut d'y passer la nuit, parce que la femme Guérard était en proie à une surexcitation extraordinaire. Mal lui en prit ; car, vers dix heures cette folle lui chercha querelle en l'accusant de lui avoir volé son argent. Mme Guicourt essaya de la calmer et lui donna même les quelques espèces qu'elle avait dans sa poche, mais la colère de la forcenée ne fit qu'augmenter de plus en plus. Elle se jeta sur la pauvre femme et l'accabla de coups sur la tête et sur la poitrine ; elle saisit ensuite une corde et une chaîne et l'attacha solidement au pied d'une lourde table de cuisine.

Alors une scène affreuse commença. La Guérard appela ses enfants et les excita à frapper à coups de bâton la malheureuse veuve Guicourt, qui criait de toutes ses forces, sans que personne ait pu ou voulu venir à son secours. La folle, armée d'une broche à rôtir, la frappa plus d'une heure et lui couvrit la tête et les épaules de meurtrissures affreuses.

Rappel, 7 mai 1872. — Un suicide par strangulation vient d'avoir lieu à Saint-Pierre-le-Déchausselat.

Une femme, la nommée Marie Tourel, veuve Eglon, âgée de 53 ans, après s'être jetée d'abord dans un réservoir plein d'eau d'où on l'a retirée saine et sauve, s'est pendue à une des poutres de sa maison.

Cette femme vivait avec son père, vieillard de plus de 80 ans, et c'est après avoir fait subir de mauvais traitements à ce dernier qu'elle exécuta son funeste dessein.

On assure que cette malheureuse femme ne jouissait pas, depuis quelque temps, de toutes ses facultés mentales.

Ces quelques exemples, qu'il nous serait facile de multiplier, suffisent pour faire comprendre combien il est important, au double point de vue de l'intérêt de la société et du malade, d'exercer dès le début de la folie une surveillance active et de recourir à un prompt isolement.

Après avoir établi cette vérité sur des faits, nous pourrions l'étayer de l'opinion de nos savants maîtres en aliénation mentale ; nous nous bornerons à citer les paroles de M. l'inspecteur général Lunier, qui résument admirablement tout ce qui a été dit à ce sujet :

« L'expérience, dit cet éminent aliéniste, a démontré que, pour guérir la folie, il fallait, *avant tout*, changer la direction vicieuse des idées et des penchants du malade, et que, pour obtenir ce résultat et pour triompher en même temps de la résistance de l'aliéné aux prescriptions médicales, il n'était pas de plus sûr moyen que de le soustraire à ses habitudes, de l'éloigner du milieu où le délire a éclaté, de le séparer de sa famille, de le placer, en un mot, dans des conditions nouvelles d'habitation et d'entourage. C'est en cela précisément que consiste l'isolement. »

Mais les faits que nous venons d'étudier nous eussent-ils induit en erreur, les opinions des hommes les plus compétents dans cette partie des sciences médicales fussent-elles erronées, l'action du milieu fût-elle nulle, le malade pourrait-il être traité chez lui avec chance de succès? En d'autres termes, serait-il possible d'instituer à domicile un traitement rationnel, abstraction faite de l'action permanente des causes du délire?

Examinons en quoi consiste le traitement de l'aliénation mentale.

Il doit être physique et moral, c'est-à-dire que tout médecin appelé à traiter un fou devra employer des moyens physiques et des moyens moraux. Mais avant de soumettre un malade à un traitement quelconque, le médecin est souvent obligé, et c'est ici le cas, de remplir certaines conditions particulières, inhérentes à la nature même de la maladie.

L'homme inconscient de ses actes, qu'il obéisse à des idées de suicide, à des penchants homicides, ou qu'il soit en proie à un délire violent, à une agitation extrême, peut être dangereux pour lui-même, pour l'ordre public ou la sûreté des personnes. Il faudra toujours le protéger contre sa propre fureur ou en garantir les autres. Supposons un aliéné porté au suicide. Il aura recours, pour mettre son projet à exécution, à mille moyens; tous lui paraîtront bons. Peu lui importe le genre de mort, pourvu qu'il se la donne. Il cherchera à se procurer du poison, des armes ou tout autre instrument dangereux. S'il n'en trouve pas, il essayera d'échapper à la surveillance de ses gardiens pour se précipiter d'une fenêtre, pour se jeter à l'eau, pour se pendre, etc. Enfin, s'il échoue dans ces diverses tentatives, il prendra le parti de se laisser mourir de faim. Les prières, les supplications de ses parents et de ses amis, leurs menaces même ne réussiront que très-rarement à vaincre son obstination.

Tous ceux qui ont vécu au milieu des aliénés savent

ce qu'il faut, en pareil cas, de patience, de dévouement de la part des gens chargés de les soigner et de les surveiller. Sera-t-on sûr de trouver, au sein de la famille, des personnes assez intelligentes, assez dévouées pour prodiguer à cet infortuné les soins assidus qu'exige son état? Sera-t-on certain que la surveillance exercée sur lui l'empêchera d'accomplir ses desseins? Réussira-t-on enfin à triompher de sa résistance à prendre des aliments? Les difficultés qu'on éprouve à réaliser ces diverses conditions, dans un établissement spécial et à l'aide de gardiens habitués à soigner des aliénés, nous autorisent à penser qu'elles ne pourront être remplies qu'exceptionnellement au sein des familles.

Mais en admettant même que le malade, à force de précautions, soit rendu inoffensif, qu'il consente à se nourrir, le traitement, soit physique, soit moral, deviendra, dans la plupart des cas, impossible à domicile, que cette impossibilité tienne à la position en général peu aisée des familles, ou qu'elle résulte de la forme même du délire.

Comme nous l'avons déjà dit, le médecin devra, pour combattre la maladie, recourir à des moyens physiques et à des moyens moraux. Les premiers comprennent tous les agents thérapeutiques de la médecine ordinaire. Ils sont surtout indiqués, lorsque la folie reconnaît pour causes des désordres somatiques, et, dans ce cas, ils peuvent rendre de réels services. Mais que de difficultés dans leur emploi! Tantôt la famille ne pourra pas se les procurer; tantôt le malade refusera de les prendre. L'hydrothérapie et l'électricité, si utiles, l'une dans l'agitation, l'autre dans l'état de dépression et de stupeur, sont deux agents indispensables dans le traitement de l'aliénation mentale; ils doivent même être souvent et largement employés. Or, quelle est la famille assez riche, surtout à la campagne, pour mettre ces deux agents importants de la médication mentale à la disposition des médecins?

Le traitement moral n'offrira pas moins de difficultés. Pour avoir chance de succès, il doit être dirigé par un médecin expérimenté, habitué à voir et à traiter des aliénés, et dont l'action bienfaisante devra se faire sentir d'une manière continue. Dans le but de modifier ou d'apaiser le délire, il devra s'efforcer de faire naître, à l'aide de travaux divers, de distractions variées, certaines préoccupations opposées aux idées qui obsèdent son malade. Il s'entourera de personnes très-versées, si nous pouvons ainsi parler, dans le maniement des fous: dociles à ses ordres, elles devront être assez intelligentes pour les exécuter. Si la douceur, la bienveillance sont deux qualités indispensables chez les personnes commises à la garde d'un fou, une grande énergie, une volonté ferme ne le sont pas moins. Elles ne devront jamais céder aux caprices du malade. Il faut que ce dernier soit amené à avoir pour ceux qui le soignent un grand fond de respect et une confiance absolue; qu'il obéisse sans raisonner à l'autorité qui le dirige; qu'il soit, en un mot, absolument soumis, si on veut obtenir les meilleurs résultats possibles.

Est-ce dans sa maison, au milieu des siens, à qui il a l'habitude de commander et d'imposer sa volonté, que ces diverses conditions pourront être remplies? Il faudrait d'abord un médecin et des aides à demeure, et même dans ce cas, presque toujours irréalisable, le malade devrait consentir à se dépouiller de l'autorité qu'il exercé naturellement sur son entourage. C'est évidemment trop demander à la famille et supposer l'aliéné trop raisonnable.

Dans les maladies ordinaires, alors qu'il ne s'agit que de prescriptions toutes physiques, on est souvent obligé de faire appel à toute la raison du patient pour qu'il exécute une ordonnance ; peut-on espérer le même résultat, quand il s'agit d'un fou et de prescriptions morales toutes particulières ? Ce n'est pas possible.

D'où il suit que, l'influence si pernicieuse du milieu fût-elle annihilée, un traitement rationnel de la folie, soit physique, soit moral, ne peut être institué dans la famille de l'aliéné. Il faut donc, de toute nécessité, recourir à un prompt isolement.

D'après la définition même que nous en avons donnée, l'isolement peut s'obtenir de diverses manières ; on peut soustraire le malade aux causes de son délire : 1° en cherchant à l'isoler chez lui ; 2° en le faisant voyager ; 3° par l'isolement partiel, sorte de petit asile à l'usage d'un seul aliéné ; 4° par le raitement colonial ; 5° par le traitement familial ; 6° enfin par l'internement dans un asile public ou privé.

De ces divers modes d'isolement, le meilleur sera, à coup sûr, celui qui pourra le plus complétement soustraire l'aliéné aux causes de sa maladie et lui offrir en même temps les moyens les plus efficaces de guérison. Nous allons les passer successivement en revue.

1° *Traitement à domicile.* — Que de difficultés, que de dangers même dans l'emploi de cette méthode! Que d'inconvénients et d'ennuis pour les parents et les personnes qui s'intéressent au malade !

Mais supposons que la famille ne recule devant aucune fatigue, qu'elle consente à tous les sacrifices, réussira-t-elle toujours à isoler convenablement l'aliéné?

Si nous nous rappelons la manière d'être de la plupart des fous, si nous tenons compte de la ténacité de leurs conceptions délirantes, nous serons vite convaincus que jamais les modifications imprimées au milieu ne seront assez complètes, ni assez radicales. Il est impossible que le malade ne continue pas à subir quelques-unes des influences qu'il a déjà ressenties et qu'il ne trouve pas sans cesse autour de lui un aliment à son délire. Quoi que l'on fasse, quelque précaution que l'on prenne, il restera toujours quelques-unes des conditions antérieures; celles-ci lui en rappelleront d'autres, qui ne tarderont pas à venir obséder son esprit.

En outre, pour peu qu'on se rappelle les difficultés qu'éprouvent les familles à remplir les indications relatives au traitement physique et moral, on sera forcé de convenir qu'à moins de ces exceptions que l'on ne peut prévoir un traitement rationnel de la folie est impossible dans le milieu où le délire s'est manifesté tout d'abord.

De plus, la présence d'un aliéné fait naître, au sein de la famille qui le soigne, des dangers de diverse nature. Sans parler des accidents, si communs en pareil cas, tels que suicides, homicides, incendies, vols, etc., nous signalerons la possibilité de la transmission de la folie par imitation. Les personnes nerveuses, très-impressionnables, les enfants surtout, qui aiment à contrefaire, à imiter, et dont le système nerveux est si facile à ébranler, sont exposés à contracter la maladie qu'ils ont sans cesse devant les yeux. On trouve dans les auteurs de nombreuses observations de ce genre, et quelques aliénistes ont même constaté plusieurs fois de grands malheurs survenus sous l'influence de la cause *imitation*.

Les médecins devront donc, surtout lorsqu'il s'agira d'individus atteints de folie chronique, insister sur la nécessité d'éloigner les enfants et les sujets déjà prédisposés.

Cette mesure, quoique bien douloureuse, a, au point de vue prophylactique, une importance qui n'échappera à personne.

Il résulte de ces diverses considérations que le traitement à domicile est non-seulement impossible dans la plupart des cas, mais encore qu'il entraîne souvent de grands dangers.

2° *Voyages.* — On a fait beaucoup de bruit, dans ces dernières années, à propos dés immenses avantages que les aliénés peuvent retirer des voyages, des distractions, des spectacles, de la musique, etc. Tout le monde a partagé l'engouement général pour ce mode de traitement ; mais, depuis quelque temps, les aliénistes sont bien revenus de leur enthousiasme.

Si les voyages sont un agent thérapeutique des plus précieux, ils sont aussi des moyens difficiles à manier, et il n'appartient qu'aux médecins d'en déterminer l'opportunité. Tel aliéné se trouvera très-bien des voyages, tandis que tel autre y rencontrera de graves inconvénients. Les aliénés dangereux, ceux qui sont en proie à un délire violent ou portés au suicide, ne peuvent pas voyager.

Dans tous les cas, du reste, le malade doit être accompagné d'une personne sûre, intelligente et dévouée : d'un parent, d'un ami, et encore faut-il se défier de la parenté; car le malade pourrait bien emporter avec lui son milieu. Il vaudrait infiniment mieux le confier à une personne étrangère, et, de préférence, à un médecin aliéniste.

Ces conditions, déjà si difficiles à réaliser, jointes aux frais considérables qu'entraînent les voyages, rendent ce mode d'isolement peu praticable.

Nous croyons, avec beaucoup de médecins, que les voyages, à part quelques exceptions, sont plus profitables aux aliénés pendant leur convalescence qu'au début de leur maladie.

Lorsque le médecin reconnaît que le délire a été provoqué par des influences de milieu et d'entourage, il aura raison de conseiller aux familles de faire voyager leur parent, pour ne pas le replacer immédiatement en présence des causes de sa maladie. N'est-il pas dangereux, par exemple, comme le fait remarquer M. Lunier, de rendre à son mari, avant que la guérison ne soit pleinement confirmée, une pauvre femme dont la folie a été déterminée par des querelles de ménage? de renvoyer dans sa famille une jeune fille que des chagrins d'amour ont rendue folle? de jeter trop tôt dans le tourbillon des affaires, l'industriel ou le financier dont le travail a fatigué le cerveau?

C'est dans ces conditions surtout que les voyages peuvent rendre d'éminents services.

Les anciens eux-mêmes en avaient compris les bienfaits. Voici dans quels termes s'exprime à ce sujet Cœlius Aurélianus :

« Lorsque l'aliéné n'éprouvera plus de nouveaux symptômes et sera devenu moins impressionnable, le changement d'air lui sera d'un grand avantage..... Les voyages de terre et de mer, les distractions de toute espèce, les récréations de l'esprit, les conversations agréables, affectueuses, produiront un excellent effet ; car l'ennui et les passions tristes reprennent facilement les personnes qu'ils ont affectées ; et si des hommes sains et bien portants peuvent tomber tout à coup dans différents états morbides, sous l'influence des chagrins, ces effets sont bien plus à craindre pour ceux qui sont à peine guéris et qui se trouvent, pour ainsi dire, dans l'atmosphère de leur maladie (1). »

« Les convalescents, dit encore Esquirol, qui craignent de rentrer dans le monde, où ils redoutent d'avoir à parler de leur maladie, sont moins inquiets, après un voyage, qui est le sujet de leur conversation avec leurs parents et leurs amis. »

En résumé, les voyages peuvent, dans certains cas, rendre de réels services. Ils seront surtout profitables aux hypochondriaques, aux aliénés héréditaires, aux fous ambitieux et pendant la convalescence de la folie, quelle qu'en soit la forme ; mais très-souvent ils sont contre-indiqués. L'expérience, du reste, a été faite, et l'histoire des aliénés voyageurs nous apprend que le déplacement a été loin de produire toujours les bons effets qu'on en attendait, et qu'il a été quelquefois suivi de grands malheurs, tel que suicide, homicide, etc.

D'ailleurs, il est inutile de faire ressortir combien peu de familles sont en état de supporter les frais énormes

(1) Cœlius Aurélianus, *De Acutis*, cap. 11.

occasionnés par les voyages entrepris dans de bonnes conditions, l'application en fût-elle d'un emploi plus général.

Donc les voyages, comme moyen d'isolement, constituent un mode de traitement d'une application très restreinte.

3° *Isolement partiel.* — Nous avons dit plus haut qu'il n'était pas toujours nécessaire, pour obtenir l'isolement, de séparer l'aliéné de sa famille, de l'interner dans un asile public ou privé. Il suffit quelquefois d'éloigner un ou plusieurs parents, un domestique même, pour faire disparaître les causes qui avaient déterminé et entretenaient le délire ; mais ces cas sont si rares ! Le plus souvent, on est obligé d'éloigner le malade lui-même ; et alors quelques familles, auxquelles la position de fortune permet de grandes dépenses, aiment mieux pratiquer elles-mêmes l'isolement.

L'aliéné est installé dans une maison de campagne avec tout le confortable que lui permet sa position. Les soins médicaux lui sont prodigués par des hommes expérimentés ; il est entouré de personnes dévouées et de serviteurs choisis. Cependant, malgré des conditions aussi bonnes en apparence, le malade n'en retire le plus ordinairement que peu d'avantage.

Georges III, roi d'Angleterre, que le célèbre Willis soumit à un isolement de ce genre, ne se trouva pas, au point de vue de la guérison, dans de meilleures conditions que les indigents placés dans nos asiles.

« Les isolements partiels, dit Esquirol, ont très-peu réussi ; ils présentent très-peu des avantages d'une maison dans laquelle plusieurs malades sont réunis et rappellent la plupart des inconvénients que l'on retrouve dans la vie de famille. »

M. Morel, dans un article sur l'isolement, inséré dans la *Gazette médicale de Strasbourg*, en 1851, a parfaitement fait ressortir les inconvénients d'une pareille méthode.

4° La colonisation et le placement des aliénés dans des familles étrangères sont deux modes d'isolement qui appartiennent plutôt à l'assistance qu'au traitement de ces malades. Toutefois nous allons dire un mot de ces deux méthodes, qui ont été naguère le sujet de graves controverses, puisqu'il ne s'agissait de rien moins, pour leurs partisans enthousiastes, que de supprimer les asiles et de soumettre tous les aliénés à ce double moyen d'isolement.

Colonisation. — Tout le monde a sans doute entendu parler de la colonie de Gheel, en Belgique, dont l'origine remonte au VII° siècle; la colonisation y est encore appliquée sur une vaste échelle. Cette colonie tend néanmoins à se transformer de plus en plus, et à se rapprocher chaque jour de nos asiles; et à mesure que cette transformation s'opère, que ce rapprochement a lieu, les résultats deviennent plus satisfaisants.

« La colonie de Gheel, dit M. Lunier, si elle ne se fût transformée, eût disparu comme disparaîtront les quelques débris des superstitions du moyen âge, qui ont résisté au marteau démolisseur de la civilisation. Gheel n'est pas un système : c'est un fait, né de circonstances exceptionnelles, qui ne pourraient guère se reproduire aujourd'hui. »

Le même auteur démontre ensuite, chiffres en main, qu'il n'existe pas en France d'asile public où la proportion des guérisons soit moyennement aussi faible.

M. le Dr Jules Falret a fait, au nom d'une comsition nommée par la Société médico-psychologique, un rapport très-intéressant sur la colonie de Gheel, lu dans la séance du 30 décembre 1861.

Ce savant aliéniste a parfaitement fait ressortir le bon et le mauvais côté de la colonie; il en a discuté avec beaucoup de talent et d'habileté les avantages et les inconvénients. Relativement à la question qui nous occupe, il s'exprime ainsi : « Le village de Gheel ne peut supporter la comparaison avec nos asiles, quand on l'envisage au point de vue thérapeutique. »

Le fait est donc jugé; la colonisation, telle qu'elle est pratiquée à Gheel, n'est pas un mode d'isolement favorable à la guérison de la folie.

5° *Traitement familial.* — Quant à placer des aliénés dans des familles étrangères, c'est un moyen pire que le précédent, et M. Lunier ne craint pas d'avancer que, s'il était forcé de choisir entre un nouveau Gheel et la dissémination des aliénés dans des familles, il n'hésiterait pas à adopter la première méthode. Est-il possible, en effet, de placer les aliénés dangereux chez des étrangers sans les exposer, eux et les personnes qui les entourent, à de nombreux périls, souvent même à des malheurs irréparables? Qui ne connaît le triste sort réservé aux enfants assistés, disséminés dans les département?

Que serait-ce donc, ajoute M. Lunier, s'il s'agissait de pauvres aliénés, qui n'ont pas même le plus souvent la possibilité de se plaindre, ou dont les plaintes, par cela même qu'ils sont aliénés, ne sont presque jamais écoutées (1)? »

S'il n'est pas rare de rencontrer des parents assez dénaturés, des familles assez cupides, pour négliger de soigner convenablement leurs proches, pour les laisser maltraiter et quelquefois les maltraiter eux-mêmes, comment admettre qu'une famille étrangère prodiguera à un aliéné, qui vient souvent elle ne sait d'où, les soins que réclame son état? Il est fort à craindre qu'elle n'ait d'autre but, en acceptant le malade, que de l'exploiter à son profit. C'est triste à dire, mais il faut avoir le courage d'affirmer la vérité, surtout lorsqu'il s'agit de la santé, de la vie même d'un grand nombre de citoyens.

De plus, le côté médical serait, dans ce cas, presque toujours négligé ; car, comme nous l'avons déjà démontré, en parlant du traitement à domicile, s'il n'est pas possible, en règle générale, d'instituer une thérapeutique rationnelle au sein d'une famille, comment des soins médicaux réguliers pourraient-ils être distribués à des malades disséminés sur une très-grande étendue de terrain ?

Ce mode d'isolement doit donc être complétement abandonné, si ce n'est au point de vue de l'assistance des aliénés incurables et inoffensifs. Et encore ne comprenons-nous guère pourquoi, à part quelques exceptions, on ne laisserait pas dans leur famille, au milieu des leurs, ces pauvres déshérités de l'intelligence, plutôt que de les confier à des mains mercenaires.

6° Passons au dernier mode d'isolement, celui dont

(1) Lunier, mémoire cité.

l'emploi est le plus général : nous voulons parler de l'internement dans les maisons spéciales.

Ces établissements peuvent se diviser en deux catégories : les maisons de santé particulières, reconnues par l'autorité administrative, et les asiles publics. S'il en existe d'autres, nous ne les approuvons pas, et nous voudrions même les voir bientôt disparaître. Ces deux ordres d'établissements ont une telle ressemblance, surtout au point de vue de notre sujet, que nous ne croyons pas utile de les étudier séparément. Ils ont, en effet, le même but, à peu près la même organisation intérieure et les mêmes moyens de traitement, soit physiques, soit moraux. La différence dans le mode de placement, dans le confortable dont jouissent les pensionnaires des maisons privées ne peut évidemment avoir aucune influence sur la guérison. Nous confondrons donc dans une même étude ces deux modes d'isolement et nous examinerons surtout si les asiles, tels qu'ils sont organisés aujourd'hui, réunissent les diverses conditions que nous avons indiquées.

Nous dirons peu de chose du régime physique. Il suffit d'interroger les règlements de ces maisons, pour se convaincre que toutes les lois de l'hygiène y sont généralement observées ; que les malades ont plus que le nécessaire et que la plupart même se trouvent placés, sous le rapport de l'alimentation, du logement, du vêtement, etc., dans des conditions plus avantageuses qu'avant leur entrée dans l'asile. Mais l'isolement, tel que nous l'entendons, peut-il y être obtenu ?—Il ne faut pas perdre de vue qu'il s'agit toujours d'aliénés curables ou susceptibles d'amélioration et d'aliénés dangereux. — Le premier but de l'isolement, avons-nous dit, doit être de soustraire le malade à l'action du milieu où est née sa maladie. On sera à peu près sûr d'obtenir ce résultat en arrachant brusquement l'aliéné de ce milieu, en l'éloignant des personnes et des choses dont la vue seule était pour lui une cause continuelle de surexcitation cérébrale.

Supposons qu'il soit interné dans un asile. Là il est obligé de prendre d'autres habitudes, de subir l'influence d'une autorité nouvelle, de se plier, en un mot, à la discipline de la maison. Ce changement brusque du milieu, ces conditions toutes nouvelles d'existence, produiront dans l'état mental du malade une perturbation presque toujours salutaire.

« L'expérience, dit M. le Dʳ Lagardelle, démontre tous les jours que des malades très-exaltés se calment souvent par le fait seul de leur entrée dans un asile. Ils cessent vite d'être arrogants et de commander en maîtres comme chez eux, où tout le monde se pliait à leur volonté ; car ils sentent déjà l'influence d'une discipline et d'une autorité auxquelles ils devront se soumettre » (1).

« Les murs de l'asile, a dit M. Calmeil, le savant médecin de Charenton, sont déjà à eux seuls un remède contre la folie. »

Mais l'asile n'exerce pas seulement une heureuse influence sur le moral de l'aliéné en atténuant et éloignant les causes extérieures d'excitation, il protége encore la société et le malade lui-même.

S'il s'agit, par exemple, d'un fou dangereux, poussé vers le suicide ou l'homicide, l'asile renferme les moyens

(1) Dʳ Lagardelle, La folie ambitieuse et son traitement, 1870.

les mieux appropriés pour s'opposer à ses funestes penchants. Le nombre des gardiens est tel qu'on pourra exercer sur lui une surveillance active et de tous les instants, sans être obligé de recourir à la violence.

Sous la direction du médecin en chef, leur douceur et leur éducation sont telles qu'on n'aura pas à redouter pour l'aliéné les mauvais traitements dont il est quelquefois victime au sein de sa propre famille. Si, dans quelques maisons spéciales étrangères, des faits très-regrettables se sont produits, nous sommes heureux de constater qu'en France il faut remonter avant l'époque de Pinel pour trouver des faits analogues. La loi française et l'organisation administrative et médicale qui en résulte, ont, nous l'espérons, rendu impossibles de semblables abus. Le médecin a sous la main tous les agents thérapeutiques : les divers médicaments, l'hydrothérapie, l'électricité, dont il varie l'application suivant les cas et la nature de la maladie. Grâce à ces ressources, l'état du malade ne tardera pas, dans l'immense majorité des cas, à s'améliorer, si l'isolement s'est fait en temps opportun.

Dès que l'aliéné sera devenu plus calme et susceptible de comprendre le langage de la raison, le traitement moral viendra, à son tour, agir puissamment sur son esprit et hâter la guérison. Il recevra, plusieurs fois par jour, la visite des médecins de l'établissement, qui s'efforceront, par leurs paroles, leurs conseils, de ramener dans la bonne voie cette intelligence un moment égarée.

Tout ce qui peut exercer la force physique, occuper et récréer l'esprit se trouve encore réuni dans la plupart de nos asiles. Ils possèdent des ateliers pour les divers corps d'état ; des jardins, des champs, dont on peut confier la culture aux malades. On y a fondé des bibliothèques et des écoles ; installé des salles de jeux de toute sorte. On y enseigne le chant, la musique instrumentale ; on y organise des soirées, on y joue des pièces de théâtre, dont les aliénés font les frais et remplissent les principaux rôles. Enfin une distraction très-utile et certainement la plus féconde en heureux résultats, au point de vue tant physique que moral, ce sont les longues et fréquentes promenades, vraies parties de campagne, auxquelles participent tous les malades qui peuvent momentanément quitter l'asile.

On ne saurait trop insister, du reste, sur les bons effets qui résultent pour les malheureux aliénés du spectacle de la nature et de la vie des champs. Les aliénistes l'ont si bien compris, que déjà tous nos principaux asiles possèdent des exploitations agricoles. Elles concourent à alimenter l'établissement et sont, entre les mains du médecin, un des plus puissants agents de médication.

Pour les malades curables, les travaux de la terre, en fatiguant le corps, reposent l'esprit, réconfortent la raison et raffermissent la santé. Pendant que les organes physiques travaillent, l'esprit est astreint à une certaine application qui, sans être pénible, suffit à le soustraire un moment à ses conceptions délirantes. C'est surtout durant la convalescence que les bons effets des travaux agricoles se font sentir. Il n'est pas un aliéniste qui n'ait eu à se louer des avantages résultant de l'emploi de ce moyen.

L'incurable trouve, dans la culture des champs, un remède contre ses ennuis et un adoucissement à ses peines. Il sera moins sujet, s'il est occupé, à ces accès d'agitation ou de dépression excessives, que la vie inactive et monotome des quartiers détermine trop souvent.

Mais ce contact immédiat de la nature sera surtout salutaire à ceux dont la vie s'est écoulée dans les excitations désordonnées des grandes villes, au milieu des passions politiques et des spéculations hasardées, qui entraînent souvent avec une tension exagérée de l'esprit la ruine et quelquefois le déshonneur.

« De toutes les combinaisons, dit M. Michel Lévy, celle qui paraît la plus pratique et la plus féconde en bons résultats, consiste à annexer des fermes, des exploitations agricoles à l'asile, maintenu comme centre d'administration, de surveillance et de traitement. C'est le système qui prévaut aux États-Unis, dans le Hanovre, en Hongrie, à Venise, et dont Fitz-James est en France un des plus beaux modèles.

« L'asile pour les aliénés en traitement, la colonie annexée pour les valides et les fous dociles ou convalescents qu'elle rapproche des conditions de la vie ordinaire. Elle les éloigne de toute idée de séquestration ; elle achève la guérison d'un certain nombre et, quant aux incurables, elle adoucit leur existence de tous les jours » (1).

En résumé, le plus parfait de ces divers modes d'isolement laisse encore beaucoup à désirer, sous bien des rapports ; l'asile lui-même le mieux installé n'est pas exempt de reproches. Toutefois, si on les compare entre eux, on trouve que quelques-uns sont d'une applica-

(1) Michel Lévy, Traité d'hygiène.

tion tellement restreinte que, vu le petit nombre de malades qui peuvent y recourir, nous n'avons pas à nous en occuper : tels sont les voyages et l'isolement partiel. Quant aux derniers, les avantages sont tous du côté de l'asile public et des maisons privées organisées sur son modèle.

D'où il ressort que les asiles, tels qu'ils sont organisés aujourd'hui, représentent le meilleur mode de traitement auquel les malades qui nous occupent puissent être soumis. C'est, du reste, l'opinion de M. l'inspecteur général Lunier :

« Le placement, dit-il, dans un établissement spécial, pour tous les aliénés dangereux ou curables, répond dans tous les cas, mieux que tout autre mode d'isolement, aux progrès de la science psychiatrique et aux véritables besoins de la société. »

Cette opinion d'un aliéniste aussi connu par ses travaux sur la matière nous dispense d'insister plus longtemps sur ce point.

Nous conclurons donc que l'isolement, nécessité de tout traitement rationnel de la folie, doit de préférence être effectué dans un asile public ou dans la maison privée dont l'organisation générale s'en rapproche le plus.

Nous allons maintenant établir, en nous basant sur des chiffres, les résultats auxquels le raisonnement nous a conduit, c'est-à-dire que, pour produire tous les bons effets qu'on peut en obtenir, l'isolement doit être pratiqué au début de l'aliénation mentale.

CHAPITRE III.

Notre statistique portera sur un chiffre de 1771 aliénés : sur ce nombre, 759 ont été admis à l'asile de Blois, pendant une période de dix ans, de 1854 à 1863 ; 557 à l'asile de Bordeaux et 455 à l'asile de Niort, pendant une période de cinq ans, de 1866 à 1870.

Nous avons recherché les 759 malades de l'asile de Blois, un par un, dans les tableaux qu'a bien voulu nous confier M. l'inspecteur général Lunier, et qu'il a lui-même relevés, lorsqu'il dirigeait cet asile en qualité de directeur-médecin.

Quant aux documents relatifs à l'asile de Bordeaux, nous les avons recueillis en partie pendant notre internat ; M. le Dr Bulard, médecin en chef de cet établissement, a eu l'obligeance de nous faire parvenir ceux qui nous manquaient pour compléter notre période quinquennale.

Nous devons encore au bon vouloir de M. le Dr Lagardelle, médecin en chef de l'asile de Niort, les éléments qui nous ont permis de dresser la statistique qui a trait à cet établissement.

La parfaite concordance de tous ces chiffres, leur origine, le savoir et l'expérience des hommes spéciaux qui nous les ont fournis, doivent les mettre à l'abri de tout soupçon. Nous regrettons seulement que les médecins d'asile auxquels nous nous sommes adressé n'aient pu répondre en plus grand nombre à notre appel. Quoi qu'il en soit, le chiffre des malades et le nombre des années, sur lesquels s'appuie notre raisonnement, offre, selon nous, une base suffisamment sérieuse aux conclusions que nous allons tirer de ces diverses données.

Nos tableaux ont cela de particulier, et c'est ce qui les distingue des autres statistiques, qu'ils nous permettent de suivre chaque aliéné depuis le jour de son entrée à l'asile jusqu'à sa sortie.

C'est là le point capital ; car la date de l'invasion de la folie étant connue, on se rend ainsi facilement compte, pour chaque malade, de l'influence que peut avoir, sur les chances de curabilité, sur le nombre et la rapidité des guérisons, l'isolement pratiqué à une époque plus ou moins éloignée du début de la maladie.

Nous avons divisé les malades de chaque asile en cinq groupes, comprenant deux séries de tableaux. Cette division est fondée, pour la première série, sur le temps écoulé depuis l'invasion de la folie jusqu'au jour de l'internement. Les malades du premier groupe étaient atteints d'aliénation mentale depuis moins de trois mois ; ceux du deuxième depuis trois mois jusqu'à un an ; ceux du troisième depuis un an et au-dessus. Le quatrième groupe comprend les malades dont l'affection est congéniale, et enfin, dans le cinquième, nous avons rangé les aliénés pour lesquels tout renseignement manquait sur l'époque du début de leur maladie. Ces deux derniers groupes, n'étant d'aucune utilité pour nous, ne figureront dans notre statistique que pour compléter le mouvement des admissions ; pour le quatrième, en effet, il n'y a pas de guérison possible ; et pour le cinquième, nous ne pouvons en tenir compte, vu l'absence du renseignement qui doit servir de base à notre démonstration. Nous nous bornerons donc à étudier les trois premiers groupes, c'est-à-dire ceux qui offrent un véritable intérêt au point de vue de la question qui nous occupe.

Les tableaux de la première série tendent à démontrer que la proportion des incurables augmente, et que celle des curables et des guéris diminue, à mesure que le séjour de l'aliéné se prolonge dans le milieu où le délire a éclaté.

Ceux de la deuxième série ne sont que la continuation et le développement des tableaux correspondants de la première. Ils portent sur la durée du traitement et prouvent que la guérison s'obtient d'autant plus vite que le séjour de l'aliéné, dans le milieu où s'est déclaré le délire, est plus court.

Pour l'asile de Blois, dont la statistique est assez considérable, nous avons jugé à propos, afin de mieux faire ressortir notre manière de procéder, de disposer, par année, les malades appartenant à chacun de nos trois groupes.

Quant aux asiles de Bordeaux et de Niort, dont le chiffre des malades est moins élevé et la période moins étendue, nous nous sommes borné à donner les totaux pour chaque groupe, durant la période entière.

Asile de Blois.

1er GROUPE.

Durée de la folie avant l'entrée : moins de trois mois.

1re SÉRIE.

Années.	Entrées.	Incurables.	Curables.	Guéris.
1854. . .	14	»	14	12
1855. . .	18	1	17	15
1856. . .	13	3	10	9
1857. . .	19	1	18	12
1858. . .	8	2	6	4
1859. . .	23	»	23	21
1860. . .	26	2	24	16
1861. . .	27	1	26	22
1862. . .	44	3	41	31
1863. . .	34	»	34	22
Totaux. . . .	226	13	213	164

Réflexions. — Sur ces 226 aliénés, 13 seulement sont présumés incurables ; les autres 213 offrent tous, à leur arrivée, des chances de curabilité ; et sur ces 213, 164 arrivent à la guérison. C'est donc un chiffre insignifiant d'incurables comparativement à celui des entrées, 1 sur 17 et, par rapport au nombre des années, un peu plus d'un incurable par an — 13 sur 10 années, — et encore nous ferons remarquer qu'il y a eu trois années, 1854, 1859, 1863, où il ne s'est pas trouvé un seul incurable. Au contraire, la proportion des curables est considérable, et celle des guéris est de 8 sur 10 environ.

Ces résultats sont éloquents et prouvent, de la manière la plus évidente, combien l'isolement pratiqué à une époque voisine du début de la folie augmente les chances de curabilité. C'est donc avec raison que M. le

Dr Lunier disait, en 1863, dans son rapport sur l'asile de Blois :

« Je suis convaincu, et cela chiffres en main, que l'on guérit plus des 2/3 des aliénés que l'on nous amène dans les trois ou quatre premiers mois de la maladie, lorsque, bien entendu, l'affection mentale n'est pas de sa nature complétement incurable » (1).

Examinant ensuite le chiffre des 164 guérisons, nous trouvons qu'il se décompose ainsi :

2e SÉRIE.

Durée du traitement des malades guéris.

EN MOINS DE :

Années.	1 mois.	2 mois.	3 mois.	4 mois.	5 mois.	6 mois.	7 mois.	8 mois.	9 mois.	10 mois.	11 mois.	12 mois.	2 ans.	2 ans et plus.	Tot.
1854	4	2	1	1	1	1	»	1	»	»	»	»	1	»	12
1855	1	3	4	1	»	2	1	2	»	»	1	»	»	»	15
1856	»	3	3	»	»	»	1	1	»	»	».	1	»	»	9
1857	3	3	»	1	1	»	»	»	2	»	»	»	1	1	12
1858	1	»	»	1	1	»	1	»	»	»	»	»	»	»	4
1859	4	2	6	1	2	1	2	1	1	»	»	»	1	»	21
1860	3	5	1	3	»	1	1	»	»	1	»	»	1	»	16
1861	6	6	2	3	1	1	1	1	»	»	»	»	1	»	22
1862	8	4	4	3	3	2	2	»	1	2	1	1	»	»	31
1863	7	6	4	1	1	1	»	1	»	»	»	»	1	»	22
Tot.	27	34	25	15	10	9	9	7	4	3	2	2	6	1	164

Réflexions. — Il ressort de ce second tableau :

1° Que les guérisons, pour les malades dont le début de la folie remonte à moins de trois mois, sont surtout obtenues pendant les premiers mois du séjour dans l'é-

(1) On s'étonnera peut-être que, sur 41 curables en 1862, on n'ait obtenu que 31 guérisons et 22 seulement en 1863, sur 34 cas de curabilité. Cela tient à ce que M. Lunier ayant quitté l'asile de Blois en 1864, plusieurs malades admis dans les deux dernières années de notre période, et qui ont très-probablement guéri dans le cours des années suivantes, ne figurent pas dans ses tableaux.

tablissement et que par conséquent l'aliénation mentale guérit d'autant plus vite qu'elle remonte à une époque moins éloignée : sur 164 guérisons, 96 ont eu lieu en moins de trois mois et 34 de trois à six mois; ce qui nous donne 130 guérisons sur 164, c'est-à-dire les 4/5, dans les six premiers mois de traitement;

2° Qu'il guérit encore un certain nombre de malades après le sixième mois jusqu'à deux ans — 33 —; mais qu'après cette époque les guérisons peuvent être considérées comme exceptionnelles — 1 —.

2e GROUPE.

Durée de la folie avant l'entrée : de trois mois à un an.

1re SÉRIE.

Années.	Entrées.	Incurables.	Curables.	Guéris.
1854. . .	8	1	7	6
1855. . .	3	»	3	3
1856. . .	8	1	7	4
1857. . .	15	5	10	5
1858. . .	9	5	4	3
1859. . .	13	4	9	7
1860. . .	12	6	6	4
1861. . .	16	6	10	5
1862. . .	13	2	11	10
1863. . .	9	5	4	3
Totaux. . . .	106	35	71	50

Réflexions. — Aucun des malades appartenant à ce deuxième groupe n'a séjourné moins de trois mois dans le milieu où le délire a éclaté, et plusieurs y ont vécu six, huit, dix et même douze mois. Aussi que constatons-nous? Le nombre des incurables a crû dans une proportion effrayante : 35 sur 106 entrées. Déjà un tiers d'incurables!

Les chances de curabilité ont diminué dans la même

proportion : elles ne figurent plus dans le chiffre des admissions que pour les 2/3 — 71 sur 106 —.

Sur ces 71 curables, 50 seulement arrivent à la guérison, par conséquent guère plus des 2/3 ; et, par rapport au nombre des entrées, pas même la moitié. Quelle différence avec le groupe précédent !

Si l'action pernicieuse du milieu où vit le malade est si manifeste sur la marche et la terminaison de la folie, elle ne l'est pas moins sur la durée du traitement, comme on peut en juger par le tableau suivant :

2ᵉ SÉRIE.

Durée du traitement des malades guéris.

EN MOINS DE :

Années.	1 mois.	2 mois.	3 mois.	4 mois.	5 mois.	6 mois.	7 mois.	8 mois.	9 mois.	10 mois.	11 mois.	12 mois.	2 ans.	2 ans et plus.	Tot.
1854	»	»	»	»	1	»	1	»	2	»	»	»	2	»	6
1855	»	»	»	1	»	»	»	1	»	»	1	»	»	»	3
1856	1	»	»	»	»	»	1	1	»	»	»	»	»	1	4
1857	1	2	»	»	»	1	»	»	»	»	»	»	1	»	5
1858	»	»	1	»	»	»	»	1	»	»	»	»	»	1	3
1859	»	2	2	»	»	»	1	»	1	»	»	»	1	»	7
1860	»	»	»	1	1	»	»	1	»	»	»	»	1	»	4
1861	»	1	»	2	»	»	1	»	1	»	»	»	»	»	5
1862	2	1	1	»	»	1	1	3	»	»	»	»	1	»	10
1863	1	»	»	»	»	2	»	»	»	»	»	»	»	»	3
Tot.	5	6	4	4	2	4	5	7	4	»	1	»	6	2	50

Réflexions. — Sur ces 50 guérisons, 15 seulement ont été obtenues en moins de trois mois, pas même le 1/3, et 25 en moins de six mois, ce qui fait juste la moitié, après six mois de traitement. Quant aux 25 autres malades guéris, 17 ont mis de six mois à un an, et 8 de un à deux ans au plus, pour arriver à la guérison.

Plus nous nous éloignons du début de la maladie, plus la proportion des incurables s'accroît, et plus celle des curables et des guérisons diminue, comme cela ressort du tableau suivant :

3e GROUPE.

Durée de la folie avant l'entrée : un an et au-dessus.

1re SÉRIE.

Années.	Entrées.	Incurables.	Curables.	Guéris.
1854. . .	26	24	2	1
1855. . .	19	18	1	1
1856. . .	11	8	3	1
1857. . .	20	20	»	»
1858. . .	19	16	3	2
1859. . .	21	18	3	3
1860. . .	26	17	9	7
1861. . .	21	18	3	1
1862. . .	16	14	2	2
1863. . .	31	22	9	6
Totaux. . . .	210	175	35	24

Réflexions. — Ce tableau est bien fait pour montrer les terribles conséquences d'un isolement tardif. Nous y voyons en effet que, sur 210 admissions, 35 malades seulement offrent à leur arrivée des chances de curabilité. 175 incurables, 23 guérisons ! Quelle leçon pour ceux qui critiquent l'isolement comme moyen de traitement de la folie et refusent d'admettre que cette maladie doit, comme toutes les autres, être traitée dès le début !

2ᵉ SÉRIE.

Durée du traitement des malades guéris.

EN MOINS DE :

Années.	1 mois.	2 mois.	3 mois.	4 mois.	5 mois.	6 mois.	7 mois.	8 mois.	9 mois.	10 mois.	11 mois.	12 mois.	2 ans.	2 ans et plus.	Tot.
1854	»	1	»	»	»	»	»	»	»	»	»	»	1	»	1
1855	»	»	»	»	»	»	»	»	1	»	»	»	»	»	1
1856	»	»	»	»	»	1	»	»	»	»	»	»	»	»	1
1857	»	»	»	»	»	»	»	»	»	»	»	»	»	»	»
1858	»	1	»	»	»	»	»	»	»	»	»	»	1	»	2
1859	»	1	1	»	»	»	»	»	»	»	»	1	»	»	3
1860	»	3	1	1	»	»	»	»	»	»	»	»	2	»	7
1861	»	1	»	»	»	»	»	»	»	»	»	»	»	»	1
1862	1	»	»	»	»	»	»	»	1	»	»	»	»	»	2
1863	»	1	2	1	»	1	»	»	»	»	»	»	1	»	6
Tot.	1	7	4	2	»	2	»	»	2	»	»	1	5	»	24

Réflexions. — On sera peut-être surpris de voir que, sur 24 guérisons, 16, c'est-à-dire les 2/3, ont été obtenues après six mois de traitement, malgré la longue durée de la maladie ; cela tient à ce que ces 24 malades guéris étaient preque tous atteints d'affections chroniques, telles que manie, lypémanie, paralysie générale et même épilepsie, et qu'à la suite d'un violent accès d'agitation ils ont été conduits à l'asile. Comme cela arrive presque toujours en pareil cas, ils ont guéri très-vite, par le fait seul de l'isolement, non point de leur maladie mentale, mais de l'accès d'excitation maniaque, pour lequel ils ont été internés. Ce résultat, si favorable au premier abord, est donc tout à fait relatif.

Le quatrième groupe, composé des malades dont l'affection est congéniale, toujours incurable de sa nature, comprend 61 aliénés et ne donne lieu à aucune réflexion.

Le cinquième groupe comprend 156 malades, dont la date du début de la folie est inconnue ; sur ce nombre, 73 étaient présumés incurables et 83 curables : on a obtenu 48 guérisons.

Nous ferons remarquer que, sur 759 aliénés admis de 1854 à 1863, on a été privé, dans 156 cas, de tout enseignement sur le début de l'affection. Certes, c'est peu comparativement à ce qui a lieu pour certains asiles ; mais c'est encore beaucoup trop. Car cette fâcheuse pénurie d'un document si précieux pour les indications thérapeutiques, pour le pronostic à porter, etc., nuit considérablement à l'appréciation des résultats obtenus. Ainsi, nous sommes convaincu que les 156 malades, qui ont fourni 48 guérisons, rendraient, s'ils figuraient chacun dans leur groupe respectif, nos tableaux encore plus probants, et feraient ressortir, d'une manière beaucoup plus lumineuse, l'importance capitale d'un isolement promptement appliqué.

Il serait cependant bien facile, à notre avis, de remédier à ce triste état de choses. Il suffirait, pour les placements volontaires, de demander à la famille ou aux personnes qui accompagnent l'aliéné tous les renseignements nécessaires. Pour les malades placés d'office, le médecin qui a constaté l'aliénation mentale et délivré le certificat motivant l'internement, serait tenu de rédiger un rapport détaillé sur les causes, la durée, les principaux symptômes de la maladie, etc. Ce rapport ferait partie du dossier du malade et le suivrait à l'asile. On serait, de cette façon, bientôt à même de résoudre certaines questions importantes de la science psychiatrique.

Asile de Bordeaux.

Il suffit de jeter les yeux sur le tableau suivant pour se convaincre que ses données sont à peu près identiques à celles contenues dans la statistique de l'asile de Blois.

1re SÉRIE.

Années 1866-67-68-69-70.

Groupes.	Durée de la maladie avant l'entrée.	Entrées.	Incurables.	Curables.	Guéris.
1er	Moins de 3 mois. . . .	172	33	139	107
2e	3 mois à 1 an.	114	78	36	27
3e	1 an et au-dessus. . .	192	183	9	4
4e	Depuis la naissance. .	25	25	»	»
5e	Inconnue	54	47	7	4
	Totaux.	557	366	191	142

Réflexions. — De ce tableau il ressort : 1° que, par rapport au chiffre des admissions, le nombre des incurables augmente considérablement d'un groupe à l'autre; 2° que les chances de curabilité diminuent dans la même proportion, à mesure qu'on s'éloigne du début de la maladie; 3° enfin que le chiffre des guérisons, très-élevé dans le premier groupe — 107 — devient très-faible dans les suivants, 27 dans le deuxième et 4 dans le troisième.

Quelle preuve plus concluante pourrions-nous donner à l'appui de la thèse que nous soutenons?

Si nous recherchons maintenant quelle a été, pour les 142 guérisons obtenues, la durée du traitement, nous trouvons, comme pour l'asile de Blois, qu'elle est d'autant plus courte que la maladie est plus récente.

2e SÉRIE.

Durée du traitement des malades guéris.

EN MOINS DE :

Groupes.	1 mois.	2 mois.	3 mois.	4 mois.	6 mois.	9 mois.	12 mois.	2 ans.	2 ans et plus.	Totaux.
1er	12	13	9	16	14	8	7	10	18	107
2e	2	3	2	3	3	3	2	3	6	27
3e	»	1	»	»	1	1	»	»	1	4
4e	»	»	»	»	»	»	»	»	»	»
5e	»	»	»	1	1	1	»	»	1	3
Totaux.	14	17	11	20	19	13	9	13	26	142

Réflexions. — Ce 2e tableau concorde exactement avec ceux de l'asile de Blois. Il y a une différence très-sensible dans la durée du traitement entre les malades du 1er et du 2e groupe. Sur les 107 guérisons du premier, 34, par conséquent 1/3, ont été obtenues en moins de trois mois, et 64, presque les 2/3, dans les six premiers mois de séjour. Pour les 27 guérisons du 2e groupe, 7, moins de 1/3, ont eu lieu en moins de trois mois, et 6 de trois à six mois, ce qui ne fait pas même la moitié, après six mois de traitement.

Cette différence s'accentue encore davantagage dans les groupes suivants.

Asile de Niort.

1re SÉRIE.

Années 1866-67-68-69-70.

Groupes.	Durée de la maladie avant l'entrée.	Entrées.	Incurables.	Curables.	Guéris.
1er	Moins de 3 mois. . . .	110	9	101	86
2e	3 mois à un an.	101	59	42	31
3e	1 an et au-dessus. . .	148	128	20	8
4e	Depuis la naissance. .	42	42	»	»
5e	Inconnue.	54	20	34	21
	Totaux.	455	258	197	146

Durée du traitement des malades guéris.

EN MOINS DE :

Groupes.	1 mois.	2 mois.	3 mois.	4 mois.	6 mois.	9 mois.	12 mois.	2 ans.	2 ans et plus.	Totaux.
1ᵉʳ	9	9	16	10	13	11	7	6	5	86
2ᵉ	2	2	5	5	4	4	2	4	3	31
3ₑ	»	1	3	»	1	2	»	1	»	8
4ᵉ	»	»	»	»	»	»	»	»	»	»
5ᵉ	»	»	»	3	5	3	2	3	5	21
Totaux.	11	12	24	18	23	20	11	14	13	146

Réflexions. — Comme on le voit, la statistique de l'asile de Niort ne fait que confirmer les résultats obtenus dans les asiles de Blois et de Bordeaux.

Ce serait vouloir fatiguer l'esprit du lecteur, sans profit pour notre travail, que de revenir sans cesse sur des explications que nous avons déjà données.

Toutefois, pour rendre notre démonstration plus évidente encore, nous allons totaliser dans les deux tableaux suivants les chiffres correspondants pris dans les tableaux qui précèdent.

1°. — *Durée de la folie avant l'entrée : moins de 3 mois.*

	Entrées.	Incurables.	Curables.	Guéris.
Blois	226	13	213	164
Bordeaux . .	172	33	139	107
Niort. . . .	110	9	101	86
	508	55	453	357

2°. — *Durée de la folie avant l'entrée : un an et au-dessus.*

	Entrées.	Incurables.	Curables.	Guéris.
Blois	210	175	35	24
Bordeaux . .	192	183	9	4
Niort. . . .	148	128	20	8
	550	486	64	36

Il ressort de ces tableaux que, sur 508 *malades*, dont la folie remontait à moins de 3 mois, lors de l'admission, on a obtenu 357 *guérisons*, et que 550 *malades*, admis après plus d'un an dans la famille, n'ont donné que 36 *guérisons*.

De pareils chiffres peuvent se passer de commentaires !

La nécessité d'isoler les aliénés au début de leur maladie étant démontrée, il nous paraît nécessaire, pour compléter notre étude sur l'isolement, d'indiquer en peu de mots dans quelles circonstances il convient de le faire cesser. Nous nous occuperons d'abord du cas le plus général. Le malade est guéri : l'incohérence des idées a disparu ; la raison est intacte ; il n'existe plus aucun symptôme physique d'excitation ou de dépression. Le malade a conscience de sa position ; il se rappelle, comme un mauvais rêve, l'état par lequel il vient de passer, il reconnaît la fausseté de ses conceptions délirantes ; les sentiments affectifs, si souvent lésés, ont repris leur intégrité. Dans ce cas, le médecin, après avoir permis aux parents, aux amis, des visites de plus en plus fréquentes, peut rompre l'isolement et rendre le malade à sa famille, s'il a tout lieu de croire qu'il y trouvera les soins que réclame sa situation. Il devra, en outre, donner les conseils nécessaires pour que le convalescent soit maintenu dans une bonne hygiène morale.

Mais il arrive quelquefois que la guérison, bien que très-avancée, n'est pas complète ; le malade conserve des préventions au sujet de certaines personnes et de certaines choses ; son état de lucidité ne s'étend pas jusqu'à la connaissance parfaite de son délire passé. Dans ce second cas, le médecin, avant de rendre le malade à sa vie antérieure, doit prendre plus de précautions : c'est surtout à ces malades que les voyages sont profitables ; si des circonstances matérielles s'y opposent, on conseillera de les placer chez d'autres membres de la famille, chez des amis éloignés, etc.

Il est évident que pour un récidiviste, la période d'isolement devra, à moins d'indications particulières,
être plus longue que s'il s'agit d'un aliéné atteint de
folie pour la première fois.

Il peut encore arriver que, dans certains cas, la guérison se faisant attendre, il y ait lieu de suspendre l'isolement. Un maniaque chronique, par exemple, s'est
créé dans l'établissement une sorte de milieu défavo-
rable ; l'agitation première s'est prolongée, le calme ne
s'est établi que par degrés insensibles, et pendant ce
temps le malade, oubliant, pour ainsi dire, les conditions primitives de son délire, s'en est créé de nouvelles.
Dans ces derniers cas, très-rares du reste, il peut y
avoir indication à employer une sorte de révulsion
morale, de perturbation psychique. Dans ce but, on
replace brusquement le malade dans son milieu, on
fournit des aliments à son délire, afin d'imprimer à sa
maladie une marche plus aiguë ; ce résultat, une fois
obtenu, on peut de nouveau recourir à l'isolement.

On comprendra sans peine qu'en pareille circons-
tance il est impossible de formuler une règle générale
et précise : les indications varient avec chaque malade,
et c'est toujours une question individuelle que le tact
du médecin aliéniste aura à juger.

CHAPITRE IV.

Après avoir dit ce que nous entendons par isolement
et décrit son mode d'action, nous avons démontré que,
pratiqué dans un établissement spécial, au début de
l'aliénation mentale, il est le seul moyen réellement
efficace pour en obtenir la guérison. Nous avons établi,
en outre, que non-seulement l'aliéné trouvait, à chaque

instant, dans ce mode d'isolement, la protection si nécessaire vis-à-vis de lui-même, mais encore que la société, par l'emploi de ce moyen, arrivait mieux que par tout autre à se protéger contre l'homme inconscient de ses actes.

Depuis Pinel, depuis Esquirol, qui les a développées d'une manière si remarquable, ces idées sont acceptées de tous les aliénistes; tous s'accordent à en reconnaître la justesse. Les recherches auxquelles nous nous sommes livré ont en quelque sorte fourni la démonstration matérielle de ces données, déjà émises par nos maîtres.

Pour tout esprit sérieux, indépendant, ne cherchant que la vérité, la nécessité de pratiquer l'isolement, dès l'explosion du délire, se trouve établie une fois de plus par ce modeste travail. Ici semblerait donc se terminer notre tâche. Mais, si nous regardons ce qui se passe autour de nous, depuis quelques années, nous voyons que tout ce qui a trait à notre mode actuel d'assistance et de traitement des aliénés a été violemment attaqué dans les feuilles les plus répandues et sous la responsabilité d'hommes qui doivent avoir pour mission d'éclairer et d'instruire les masses. Articles de journaux, brochures, discours, rien n'a manqué pour atteindre le but proposé.

Ces attaques partent si souvent, qu'on peut dire toujours, d'écrivains qui croient pouvoir juger une question sans en avoir fait une étude approfondie. Nous avons cherché à connaître tout ce qui avait été dit et écrit sur ce sujet; nous n'avons pas rencontré un seul nom offrant des garanties scientifiques sérieuses. Un médecin, un seul, s'est rangé du côté des opposants. Voici le jugement qu'a porté sur lui M. le D⟨r⟩ Charrier, secrétaire général de la Société de médecine de Paris :

« Cette conduite inqualifiable dénote de sa part ou une insigne mauvaise foi ou une profonde ignorance ; j'aime mieux, pour l'honneur du corps, accepter la dernière hypothèse. »

Tout le monde se croit autorisé à parler médecine, cette science des sciences, qui exige tant et de si longs labeurs. Toutefois l'homme du monde, l'orateur, le journaliste y regardent à deux fois avant de traiter en public un point de médecine ordinaire ; mais, pour l'aliénation mentale, une des branches les plus difficiles de l'art de guérir, il n'en est plus de même ; le premier venu, sans préparation aucune, croit pouvoir en parler *ex professo*.

Aussi, au lieu de cette critique féconde qui a pour objet d'indiquer les côtés faibles, les défauts inhérents à toute œuvre humaine, au lieu de cette critique sage et mesurée qui, fouillant la question qu'elle a en vue d'élucider, indique les améliorations possibles, les perfectionnements désirables, c'est une telle violence de langage, ce sont de tels reproches, que, comme conséquence immédiate, il faudrait effacer jusqu'aux vestiges de la loi de 1838 et fermer les asiles d'aliénés.

Si nous nous élevons contre les hommes qui soutiennent de telles idées, si nous blâmons sévèrement les écrivains qui, sans études préalables, se sont lancés à corps perdu dans des discussions sur l'aliénation mentale, c'est que nous voyons, dans cette manière d'agir, un véritable danger pour l'humanité. Dans cette question, en effet, l'égarement des masses est plus facile encore que dans toute autre. Le peuple n'a pas tout à fait abandonné les idées qui régnaient avant Pinel sur les aliénés et les affreux réduits où ils étaient séquestrés; il croit encore que l'asile est tel qu'il était avant la fin du siècle dernier, une horrible prison dont il n'approche qu'avec effroi. Il lui semble toujours entendre un bruit lugubre de chaînes, ces cris sauvages, ces hurlements humains que la douleur arrachait aux malheureux enfermés, au moyen âge, pour cause de folie.

Ces préjugés, il n'est que trop vrai, reposent sur des faits qui ont eu lieu autrefois. Mais la science a marché depuis, et chez ceux qui la cultivent les sentiments de philantrophie ont remplacé les craintes qu'inspirait la folie. Ils ont considéré l'aliéné comme un malade, digne de toutes les sollicitudes. On lui a élevé des hôpitaux splendides; on l'a traité, et souvent on l'a guéri. Si les progrès ont été lents, la connaissance de la réalité de ces progrès l'a été bien davantage.

Le vulgaire les ignore encore en grande partie, et si la notion commence à s'en répandre, si bien des malades en recueillent aujourd'hui les bienfaits, malheureusement, ainsi que nous l'avons vu, l'asile est trop souvent la ressource extrême de l'aliéné. On y recourt quand tout a été épuisé, au lieu de lui demander de suite la guérison qu'il aurait pu donner.

Ces attaques ont donc ce côté terrible, dont ne paraissent pas se douter leurs auteurs, c'est d'entretenir dans l'esprit du peuple les anciennes idées sur les maisons d'aliénés, et d'être cause que bien des malheureux y succombent, après un long séjour, dans le dernier degré de la démence, au lieu de ne faire qu'y passer et d'en sortir guéris. La science s'inquiète peu de ces attaques; mais, en présence des résultats funestes qu'elles engendrent, l'intérêt de l'humanité exige qu'on y réponde.

Nous voudrions qu'une plume autorisée eût entrepris

cette tâche, non pas seulement dans un milieu médical, — là tout le monde est converti —, mais dans ces feuilles qui se répandent partout, que chacun lit; là enfin où ces attaques se sont produites et se produisent encore.

Il faudrait faire pénétrer dans les esprits la conviction qu'un traitement rationnel n'est pas moins efficace dans la folie que dans toute autre affection.

Que faudrait-il pour arriver à ce résultat? Que des maîtres estimés et connus de tous prissent à tâche de déraciner les préjugés qui sont encore si vivaces chez les gens du peuple; de réduire à néant les arguments des prétendus philanthropes qui attaquent le régime actuel des asiles; de vulgariser tout ce qui a trait aux progrès accomplis. Enfin ils devraient peser du poids de leur autorité pour faire admettre, soit dans la loi de 1838, soit dans l'organisation des asiles, certaines modifications de détail, afin d'enlever jusqu'au moindre prétexte de critique.

Bien que n'ayant aucune notoriété scientifique, bien que ne remplissant aucune des conditions indispensables pour accomplir cette tâche difficile, nous essaierons néanmoins d'indiquer comment, selon nous, le cadre que nous venons de tracer pourrait être rempli.

Montrons d'abord combien sont vains les préjugés auxquels obéissent les familles qui diffèrent jusqu'au dernier moment de placer leur malade dans une maison spéciale.

On croit généralement que la folie est incurable; que le malheureux aliéné entrant dans l'asile, franchit les portes de l'Enfer de Dante, d'où il ne doit plus sortir : « *Lasciate ogni speranza, voi ch'entrate.* On regarde toujours l'asile comme un lieu de supplice, au lieu de reconnaître que c'est là précisément que les malades trouveront, avec une sollicitude intelligente, les soins les plus favorables à leur guérison.

Notre travail tout entier, les chiffres que nous y avons réunis en grand nombre protestent d'une manière absolue contre de pareilles erreurs.

La répugnance qu'on éprouve à recourir à l'isolement s'explique encore par cette crainte d'avouer qu'il existe un fou dans la famille. Cette fausse honte résulte de la notion plus ou moins précise que possède le public sur les influences héréditaires; elle a donc une raison très-légitime, et loin de nous la pensée de nier l'importance des antécédents pathologiques des familles. Nous croyons, au contraire, qu'il y a là, pour les progrès de l'espèce humaine, une grave question; mais, dans l'état actuel de notre organisation sociale, n'a-t-on pas lieu de s'étonner que cette influence héréditaire, si redoutée, lorsqu'il s'agit de folie, le soit si peu lorsqu'il s'agit de diathèses dont les atteintes sont fatalement mortelles ? Ainsi un jeune homme hésitera moins à épouser la fille d'un phthisique, d'un cancéreux, etc., que celle dont le père ou la mère aura succombé dans un asile d'aliénés. Cependant, dans un cas, si la maladie se déclare, l'issue en est fatale, et, dans l'autre, la guérison est souvent obtenue.

Le seul avantage que recherchent ceux qui, sous l'empire de ces préoccupations, diffèrent le placement de leur proche, est l'espoir que sa maladie ne sera pas connue. Nous savons tous combien grande est leur illusion; au bout de très-peu de temps, l'état mental du malade ne sera plus un secret pour personne. Si les avantages sont nuls, les dangers et les inconvénients peuvent être considérables; nous avons déjà énuméré les uns et les autres en parlant du traitement à domicile.

Ces préjugés et d'autres peut-être ne sont pas les seules raisons qui expliquent la répugnance des familles à recourir aux bienfaits de l'asile ; nous devons encore les mettre en garde contre certaines conditions générales, qui, à leur insu, concourent à produire le même résultat. Nous allons en examiner quelques-unes.

Séjour. — A la campagne, les fous sont moins gênants qu'à la ville ; ils peuvent plus facilement errer et divaguer à leur aise ; aussi les laisse-t-on chez eux, tant qu'ils ne menacent ni l'ordre public ni la sécurité des personnes. Dans les grands centres, au contraire, il arrive souvent que l'autorité provoque l'internement dès les premiers temps de la folie, quand la famille tarde à placer elle-même le malade dans une maison spéciale ; cependant la ville, pour ne parler que des paralysés généraux, fournit beaucoup plus d'affections incurables de leur nature que la campagne. Ceux qui retireraient le plus d'avantage d'un prompt isolement ne viennent donc à l'asile que lorsque leur incurabilité est déjà un fait accompli.

Instruction. — Le défaut d'instruction, en entretenant certains préjugés, certaines idées superstitieuses d'un autre âge, empêche souvent les familles de pratiquer l'isolement en temps opportun. C'est là encore une des fatales conséquences de l'ignorance.

Age. — Les vieillards sont ceux qu'on enferme avec moins de difficultés : dans la classe laborieuse, parce qu'ils sont devenus une lourde charge pour la famille ; dans la classe aisée, parce que quelquefois, il faut hélas !

le reconnaître, les parents ont hâte de jouir d'une fortune, après laquelle ils soupirent depuis longtemps. Malheureusement l'asile agissant, dans ce cas, sur un organisme usé et affaibli par l'âge, ne donne souvent que des résultats négatifs.

Les jeunes gens, au contraire, dont l'affection mentale est presque toujours curable au début, sont ceux qu'on garde le plus longtemps dans les familles. C'est tantôt par égoïsme ou avarice, tantôt par des considérations d'avenir ou des sentiments exagérés de tendresse. On ne recourt à l'isolement que lorsque le mal a tellement empiré que la guérison n'est plus possible.

Sexe. — La répugnance qu'on éprouve, en général, à placer un jeune homme dans une maison d'aliénés est bien plus prononcée quand il s'agit d'une jeune fille. Pour la famille et pour elle, le but principal de son existence est le mariage, et l'on craindrait que le séjour dans un établissement spécial en empêchât la réalisation. Or cette conduite, en prolongeant la maladie, en exposant la jeune fille à devenir incurable, peut avoir justement pour conséquence de rendre à jamais impossible une union qu'un traitement bien dirigé aurait peut-être permis d'accomplir un jour.

État civil. — Célibataires : les vieux garçons, les vieilles filles, ont beaucoup de chances d'être enfermés dès l'invasion de la folie. Il se trouve presque toujours autour d'eux des personnes qui, obéissant à de mauvais sentiments, croient trouver leur intérêt à les faire disparaître de la société. Il arrive heureusement dans ce cas que, l'isolement étant pratiqué dans d'excellentes conditions, l'aliéné retrouve bientôt, au grand désappointement de ses héritiers, l'intégrité de son intelligence et sa liberté.

Les jeunes gens, au contraire, pour les raisons que nous avons déjà données, ne sont isolés que lorsqu'il est matériellement impossible de faire autrement. Aussi leur guérison est-elle souvent compromise à tout jamais par la faute des parents.

Mariés : une affection mal entendue pour le malade, un intérêt mal compris pour l'avenir des enfants, fait souvent différer jusqu'à la dernière limite le placement d'un père ou d'une mère dans un asile d'aliénés.

Tous ces préjugés, toutes ces raisons, qu'elles émanent de bons ou de mauvais sentiments, doivent tomber devant les faits que la science a mis en lumière.

Examinons maintenant sur quelles bases ceux qui attaquent les asiles font reposer leurs accusations. Tous leurs griefs se réduisent à peu près aux reproches suivants :

L'asile d'aliénés, tel que le régit la loi de 1838, peut devenir un lieu de séquestration arbitraire ;

L'homme sain d'esprit, qui, dans ces circonstances, s'y trouve enfermé, ne tarde pas à perdre la raison ;

Enfin, au lieu d'être un moyen de traitement favorable à la guérison des maladies mentales, les asiles publics et privés ne servent qu'à rendre incurables les malades qui y sont internés et qui, traités ailleurs, auraient certainement guéri.

Voyons comment les faits répondent à ces diverses accusations.

Toute loi humaine dont l'exécution est confiée à des hommes peut conduire à des erreurs, quelquefois à des abus. Les exemples, soit de ces erreurs, soit de ces abus, ne sont malheureusement que trop fréquents; quelques-uns sont même célèbres.

Ainsi les juges les plus éclairés et les plus intègres, armés de tous les moyens que la loi met à leur disposition, ont pu, dans certains cas, rendre des arrêts contraires à la vérité, et cependant il n'est jamais venu à l'esprit de personne d'affirmer qu'une erreur judiciaire ayant été commise la justice n'avait plus sa raison d'être.

La loi de 1838 est une loi comme les autres; elle pourrait, comme elles, donner lieu à des interprétations diverses et amener, dans l'application, certaines erreurs indiscutables, comme cela a eu lieu quelquefois pour le Code pénal et le Code civil. Néanmoins l'application de cette loi, dont peut dépendre la liberté individuelle, a été entourée de tant de garanties, la vérification du fait est soumise à tant de contrôles, qu'elle échappe aux reproches que l'on peut adresser à la loi la plus parfaite : ainsi que l'ont établi MM. les Drs Lunier et Brierre de Boismont et, après eux, M. le Dr Motet, dans son mémoire sur la responsabilité médicale, non-seulement jamais un médecin n'a été condamné, mais même sérieusement poursuivi pour crime de séquestration arbitraire. Pour bien se rendre compte de cette heureuse exception, il suffit de jeter un coup d'œil sur le mode d'action de cette loi.

Lorsqu'une personne doit être conduite dans une maison d'aliénés, que se passe-t-il? L'individu soupçonné d'aliénation mentale, que le placement soit sollicité par la famille (placement volontaire) ou ordonné par l'autorité civile, comme mesure de protection ou d'ordre public (placement d'office), arrive à l'asile accompagné de pièces constatant son identité et d'un certificat médical concluant à la folie. Il est alors soumis à l'examen direct du médecin de l'établissement. C'est là un premier contrôle et un contrôle très-sérieux, n'en déplaise à certains détracteurs. Les médecins d'asile ont d'abord cette longue expérience qui ne peut s'acquérir qu'en vivant continuellement et depuis longtemps au milieu des aliénés. Aussi, dans la plupart des cas, leur suffit-il d'un coup d'œil pour savoir à qui ils ont affaire. De plus, le médecin aliéniste a de tout autres intérêts que la plupart des médecins ; il sait que son avenir dépend de son honorabilité dans l'exercice de ses délicates fonctions; il sait que la moindre complaisance, la moindre indélicatesse, peut briser à jamais une position laborieusement acquise. Son intégrité même repose donc sur son intérêt. C'est une garantie de plus pour la liberté individuelle, si l'on pouvait admettre, comme on l'a dit, qu'il se soit trouvé des médecins assez peu soucieux de leur honneur pour prêter la main à une séquestration arbitraire.

Le médecin de l'établissement constate-t-il que le malade est victime d'une erreur de la part du confrère qui a délivré le certificat, le prétendu aliéné n'est pas admis. Dans le cas contraire. le médecin en chef doit rédiger, dans les vingt-quatre heures, un certificat concluant à la folie et au maintien du malade dans l'asile. Puis ce certificat est immédiatement transmis à l'autorité administrative, qui, par ce fait, devient en quelque sorte la tutrice de la personne internée.

C'est donc tout un ordre de fonctionnaires qui se trouvent ainsi intéressés à ce que la loi soit justement appliquée. Aussi le préfet, en province, le préfet de police, à Paris, ou leurs délégués ont, à tout moment, le droit de venir visiter, fouiller l'asile, de consulter les registres, etc.

Mais le rôle du médecin de l'établissement ne se borne pas là; comme, malgré tout, la loi a pensé qu'il pouvait s'en laisser imposer par un premier examen, elle a exigé que, quinze jours après l'admission, un second certificat détaillé, indiquant les diverses manifestations du délire, les particularités de l'aliéné, etc., soit adressé à la préfecture. Tous les six mois, un rapport, rédigé dans le même sens, doit être communiqué à cette même autorité.

Le médecin de l'asile doit, en outre, noter, au moins une fois par mois, sur un registre contenant tout ce qui se rattache à chaque malade, les différentes modifications survenues dans l'état mental de chacun d'eux.

Malgré tant de précautions, les législateurs n'ont pas encore trouvé la liberté individuelle suffisamment garantie, et l'ont placée sous la surveillance et la protection de l'autorité judiciaire.

Cette autorité a le devoir de venir visiter les établissements d'aliénés, qui se trouvent dans sa circonspection; elle doit se faire connaître aux malades, recevoir leurs réclamations et même les provoquer. Enfin, tout aliéné, dès qu'il a franchi le seuil de l'asile, a le droit d'écrire, quand il veut et ce qu'il veut, au Procureur de la République. Nul fonctionnaire ou employé de l'établissement ne doit intercepter une lettre adressée par un malade à l'autorité judiciaire.

Nous pouvons donc répéter ce que nous avons dit plus haut, que tous les pouvoirs établis sont chargés de veiller à ce que la loi soit strictement observée. De cette façon, la liberté individuelle se trouve placée sous la sauvegarde de l'honorabilité de deux médecins, agissant isolément, sous la protection des agents préfectoraux, de la police et du parquet. Aussi, que l'on médite la loi de 1838 dans son ensemble, qu'on l'étudie dans ses détails, qu'on l'examine dans son application, on arrive toujours à cette conviction, que par elle la liberté individuelle ne peut être menacée. Mais combien peu de personnes connaissent assez cette loi pour partager notre conviction ! Combien nombreuses, au contraire, sont celles qui, par ignorance, sont toutes disposées à accepter sans contrôle les récriminations malveillantes et souvent injustes dont elle est l'objet ! Aussi, pour enlever tout aliment à la critique, pour donner satisfaction à l'opinion publique trop prompte à s'alarmer, nous serions heureux de voir introduire dans la loi de juin certaines modifications de détails. Nous allons en indiquer quelques-unes nous paraissant de nature à satisfaire l'esprit le plus méticuleux et le plus prévenu.

La première porterait sur le certificat médical en vertu duquel le placement doit avoir lieu. En Angleterre, on exige deux rapports, délivrés par deux médecins ayant visité séparément la personne soi-disant aliénée. Nous aimerions mieux, quant à nous, un seul certificat rédigé sous forme de consultation et signé de deux médecins au moins. Nous voudrions, en d'autres ermes, que l'on fît pour le fou ce qu'on fait généralement pour tout malade dont la vie est sérieusement menacée ou lorsqu'il s'agit de pratiquer une grave opération. L'aliéné peut être considéré comme un membre malade, comme un corps étranger que la société a le droit d'extraire de son sein et le devoir de faire traiter. Il faut donc que la perte de la raison, pouvant entraîner celle de la liberté de l'individu, soit constatée avec le plus grand soin et par des hommes expérimentés. Or, on est forcé de convenir qu'il existe très-peu de médecins, surtout dans les campagnes et les petites villes, possédant des notions assez étendues en aliénation mentale pour se prononcer en parfaite connaissance de cause sur la nature d'une maladie telle que la folie, dont les débuts sont souvent si insidieux. De là la nécessité de faire entrer plus largement dans le programme des connaissances exigées pour le doctorat en médecine l'étude des maladies mentales, et l'utilité de créer un enseignement clinique de ces maladies dans les Facultés et même dans les écoles secondaires.

Nous voudrions, en outre, qu'il y eût dans chaque chef-lieu de département, une commission permanente, composée de magistrats, de médecins aliénistes et de notables (un ou deux conseillers généraux). Elle représenterait l'autorité administrative et judiciaire et offrirait ainsi aux parents toutes les garanties désirables. Elle aurait pour mission de contrôler les faits énoncés dans la consultation délivrée par les médecins de la famille.

En pratique, voici comment les choses pourraient se passer. Le certificat médical, valable seulement pendant huit jours, serait, avant tout déplacement du malade, sauf les cas urgents et parfaitement déterminés, transmis au siége de la Commission et soumis à son examen. Si l'aliénation mentale ressortait d'une manière évidente des faits relatés dans ce rapport, un ordre de placement serait aussitôt adressé au maire de la commune où réside l'aliéné. Dans le cas où la folie ne paraîtrait pas suffisamment établie, la Commission déléguerait deux de ses membres dont un médecin, qui devraient, dans les vingt-quatre heures, se transporter à la résidence du malade. Après un examen direct, les délégués formuleraient leur avis; s'il répondait aux conclusions des médecins appelés tout d'abord près du malade, l'admission pourrait avoir lieu immédiatement; dans le cas contraire, il serait sursis au placement. Si les personnes intéressées à faire interner le malade voulaient en appeler de la décision de la Commission, il serait procédé, à une contre-expertise, dont une loi de détail règlerait le *modus agendi*.

Les attributions de cette Commission pourraient être étendues à la surveillance des aliénés pendant leur séjour dans l'asile. Emanant de l'autorité judiciaire, elle pourrait la remplacer dans les visites que celle-ci doit faire dans les maisons spéciales; elle recevrait les réclamations verbales et écrites des malades et leur donnerait la suite qu'elle jugerait convenable; elle veillerait sur les intérêts financiers des personnes internées, autoriserait les sorties provoquées par les médecins de l'établissement, etc...

Nous ne pouvons, dans ce travail, qu'indiquer rapidement les quelques modifications qui nous paraissent désirables, nous réservant d'y revenir un jour pour les traiter plus à fond.

Pour justifier certaines assertions de séquestration arbitraire, on a dit, quand on est allé aux preuves, que, si l'individu séquestré était réellement aliéné, il l'était devenu par le fait seul de son séjour dans une maison de fous. Cette assertion est en complète contradiction avec ce que les faits et l'expérience nous apprennent.

En effet, M. le Dr A. Foville, dans un remarquable travail sur la législation des aliénés, a établi qu'en trente années, de 1840 à 1870, sur 270,000 admissions qui ont eu lieu en France, tant dans les asiles publics que dans les établissements privés, le nombre même des réclamations contre la loi de 1838 a été presque nul et que pas une seule de ces rares réclamations n'a été considérée comme juridiquement fondée (1). Quelle est la loi humaine qui, appliquée 270,000 fois, ne l'a jamais été qu'avec raison et équité?

Ce reproche, s'il s'applique aux admissions passées, ne repose donc sur aucune base sérieuse; et pour l'avenir, l'étude rapide à laquelle nous venons de nous livrer sur le fonctionnement de la loi de 1838 nous autorise à regarder comme très-peu probable l'existence d'une séquestration arbitraire. Donc, si un homme sain d'esprit n'a pas été et ne peut être enfermé dans un asile, sous prétexte de folie, ce grief tombe de lui-même.

D'ailleurs, en supposant vrai ce fait impossible, il suffit de considérer ce qui se passe chez l'aliéné pour prévoir qu'il serait facile à l'homme sain d'esprit de rendre évidente l'intégrité de ses facultés; car l'expérience démontre que, loin d'exciter les malades, le séjour de l'asile leur procure presque toujours un calme relatif au moins momentané.

L'aliéné mis brusquement en contact avec des fous, si peu que son intelligence s'exerce encore, perçoit parfaitement l'état des personnes au milieu desquelles

(1) Des aliénés : Étude pratique sur la législation et l'assistance qui leur sont applicables, par le Dr A. Foville, médecin-adjoint de Charenton. Paris, 1870.

il se trouve; et, loin de s'aggraver, sa situation s'améliore presque instantanément. Il se passe là un
ensemble de phénomènes psychiques multiples : le
nouveau venu, frappé de ce qu'il voit, de ce qu'il entend,
fait un retour sur lui-même et reconnaît, au moins pour
quelques instants, l'absurdité de ses conceptions délirantes. Peu à peu la volonté reprend son empire, la
raison se raffermit, les idées deviennent de plus en plus
lucides; le calme s'établit; en un mot, la maladie marche
tous les jours vers la guérison. C'est un peu l'histoire
des enfants auxquels on montre les ivrognes pour les
préserver de ce malheureux vice.

Mais ici encore nous consentons à faire toutes les
concessions possibles. Malgré le surcroît de précautions
que nous avons indiquées plus haut, nous voudrions
que l'aliéné ne fût pas immédiatement enfermé dans
l'asile et confondu avec les autres malades. On pourrait, à cet effet, adjoindre à chaque asile une annexe
complètement séparée et distincte de l'établissement,
où siégerait une délégation du comité permanent. La
personne soupçonnée d'aliénation mentale y serait
soumise pendant quatre ou cinq jours, plus ou moins,
suivant les cas, à une observation continue; après quoi,
s'il y avait lieu, l'internement dans l'asile deviendrait
définitif. C'est dans ce but qu'un quartier à peu près
analogue avait été établi à la ferme Sainte-Anne et
dont nous ne nous expliquons pas la récente suppres-
sion.

Toutefois il ne faudrait pas confondre ces annexes
avec les quartiers dits d'observation, établis dans
quelques villes, surtout dans celles qui sont éloignées
de l'asile. Ils n'ont pas été institués évidemment dans

l'intérêt des malades (leur installation serait toute différente), mais bien pour la commodité des départements dépourvus d'asile. On espère, en retardant le placement, être dispensé de recourir à l'asile ; aussi, au lieu de garder les malades quinze jours, c'est quelquefois des mois et même des années que ces malheureux y séjournent. Dans son rapport médical sur l'asile public d'aliénés de Maréville, pour l'année 1870, M. le Dr Bulard, aujourd'hui médecin en chef à l'asile de Bordeaux, s'exprime ainsi à ce sujet.

« Tout d'abord, l'organisation de ces quartiers d'observation est toujours défectueuse et incomplète, tant au point de vue matériel qu'au point de vue moral. Ce sont toujours des recoins pris dans un hospice ou dans un hôpital, une prison ou un dépôt de mendicité. Les locaux y sont étroits, mal aérés, nullement appropriés à la population qu'ils doivent recevoir. Le personnel y est insuffisant, peu ou point au courant des habitudes, des mœurs, des besoins des aliénés. Les médecins, chargés d'autres services, hôpital, hospice, prison ou autres, ne font celui des aliénés que par surcroît, à leurs heures. Excellents praticiens, du reste, ils n'ont généralement pas fait la moindre étude spéciale de la folie...

« Dans tous ces établissements bâtards, il est à peu près de règle et presque imposé par leur mauvaise organisation matérielle elle-même d'appliquer à tous les malades qui y sont amenés les moyens de coercition, camisole de force, entraves, liens de toute espèce, sur une vaste échelle, soit que les aliénés soient agités, soit qu'on craigne une évasion ou des tendances destructives : suicide ou autres. »

Il est bien évident que ces quartiers d'observation ne

peuvent avoir rien de commun avec les annexes dont nous demandons l'établissement. Celles-ci devraient être complètement distinctes de l'asile lui-même, et placées sous la direction et la surveillance de la commission. Rien dans le régime, rien dans la manière d'être des personnes qui séjourneront dans cette partie de la maison, ne devra rappeler l'asile d'aliénés. De cette façon, on réduirait à néant cette accusation qui, bien que tout à fait gratuite pour le passé, n'aurait plus raison de se reproduire dans l'avenir.

Enfin l'asile d'aliénés, a-t-il été dit, est une fabrique d'incurables.

Notre travail tout entier proteste contre cette ridicule assertion. Nous croyons avoir prouvé que, loin d'avoir mérité ce reproche, l'asile d'aliénés et les établissements organisés comme lui, sont, au contraire, le milieu le plus favorable au traitement et à la guérison de la folie. Le chiffre, relativement considérable des guérisons, qu'il ne faut pas comparer avec le chiffre total des entrées, mais avec celui des malades curables lors de leur admission, est la meilleure et la seule réponse à faire à ceux qui ont osé avancer une pareille erreur.

Il faut que tout le monde sache bien qu'actuellement, malgré les mauvaises conditions de traitement où arrivent la plupart des malades, le nombre des guérisons, par rapport à celui des aliénés curables, s'élève à un chiffre très-satisfaisant. En voici une preuve :

Noms des asiles.	Périodes de 5 années.	Curables.	Guéris.	Proportion des guérisons.
Bordeaux.	1866-1870	191	142	1 sur 1,34 ou 74,34 sur 100.
Niort.....	1866-1870	197	146	1 sur 1,34 ou 74,11 sur 100.
Marseille.	1866-1870	1056	644	1 sur 1,63 ou 60,98 sur 100.
Blois.....	1854-1863	402	286	1 sur 1,40 ou 71,14 sur 100.

Les asiles ne sont donc pas des fabriques d'incurables comme le prétendent quelques novateurs, et sont bien loin d'exercer sur les malades qu'on y traite l'influence si désastreuse qu'ils voudraient faire admettre.

Ces pseudo-philanthropes ont encore osé nier les progrès accomplis et n'ont pas rougi de comparer nos asiles à une prison, à une Bastille, de les assimiler aux oubliettes !

Et cependant, à moins d'être aveugle ou de s'obstiner à fermer les yeux à la lumière, il est facile de voir que depuis le commencement de ce siècle le sort des aliénés s'est singulièrement amélioré.

Avant Pinel, « les aliénés avaient peu d'asiles spéciaux, les réduits qu'on leur accordait dans les hospices, dans les communautés religieuses, ressemblaient à des cloaques ; souvent confondus dans les prisons avec les criminels, ils gisaient garrotés sur la paille ou sur le sol humide, presque nus et condamnés au pain noir et à l'eau. Quand ils s'agitaient sous le poids de leurs chaînes, la flagellation à coups de verges ou de nerfs de bœuf servait de remède à leur délire (1).

« Je les ai vus » dit Esquirol dans le rapport qu'il adressa au gouvernement en 1817, en parlant des fous renfermés dans les établissements d'alors, « je les ai vus nus, couverts de haillons, n'ayant que la paille pour se garantir de la froide humidité du pavé sur lequel ils sont étendus. Je les ai vus grossièrement nourris, privés d'air pour respirer, d'eau pour étancher leur soif et des choses les plus nécessaires à la vie. Je les ai vus livrés à de véritables geôliers, abandonnés à leur brutale surveillance. Je les ai vus dans des réduits étroits, sales, infects, sans air, sans lumière, enchaînés dans des

(1) Michel Lévy, Traité d'hygiène.

antres, où l'on craindrait de renfermer les bêtes féroces que le luxe des gouvernements entretient à grands frais dans les capitales.

« Voilà ce que j'ai vu presque partout en France; voilà comment sont traités les aliénés presque partout en Europe. »

Qu'on rapproche maintenant de ce qui était autrefois ce qui existe aujourd'hui, et on sera fixé sur la valeur des accusations de nos adversaires. Les améliorations obtenues, depuis que ces tableaux ont été tracés, se manifestent par l'existence même de l'asile, par son installation matérielle, par son organisation médicale si complète, par son administration, par les services rendus, enfin par le nombre des guérisons qui, dans un avenir prochain et alors que la vérité sera connue, devra s'accroître dans une proportion considérable.

Pour faire tomber d'elles-mêmes les injustes attaques de ces rhéteurs, nous voudrions, tout en prenant les précautions nécessaires pour sauvegarder les intérêts des malades et des familles, que les asiles, au lieu d'être un lieu interdit, où l'on ne pénètre qu'exceptionnellement et après mille formalités, fussent largement ouverts au public. Il ne s'agit pas ici, bien entendu, des quartiers où se tiennent les malades; nous voulons seulement parler des dépendances de l'asile, des jardins, des exploitations agricoles, des salles de jeux et de lecture, des ateliers, enfin de tous les services généraux. Nous verrions même un avantage réel à ce qu'un quartier d'un mouvement facile, tel que celui des tranquilles ou des convalescents, privé pour une demi-journée de ses malades, pût être visité par le public. C'est de lui, en somme, que viennent les aliénés, et ce public se rendrait ainsi facilement compte que ces établissements sont loin d'être un séjour aussi affreux qu'on voudrait le lui faire accroire.

Qu'en résulterait-il ? C'est que le jour où un individu deviendrait fou et aurait à réclamer les secours de l'asile il n'éprouverait pas plus de répugnance à s'y rendre qu'il n'en éprouve à entrer dans un hôpital ordinaire. Les familles elles-mêmes se montreraient moins difficiles à placer leurs proches dans ces maisons spéciales. Il n'y aurait plus de ces longues et pénibles hésitations, si préjudiciables à l'aliéné : parents et **malade**, tout le monde y gagnerait.

Si tous les asiles ne sont pas encore tels que nous les désirerions, ce n'est pas la faute de ceux qui travaillent à leur amélioration avec une persévérance qui a sans doute beaucoup produit, mais qui doit produire encore davantage. Toutefois soyons heureux et fiers des résultats obtenus, de la victoire remportée sur l'ignorance et la superstition.

Que ce qui a été fait jusqu'ici en faveur des aliénés soit un motif d'encouragement pour accomplir ce qui reste à faire. Joignons nos efforts aux efforts de ceux qui marchent avec courage vers ce but, et, pleins de confiance dans l'avenir, demandons sans relâche que l'aliénation mentale soit aussi privilégiée que toutes les autres affections. Demandons que, partout où les circonstances l'exigent, des hôpitaux spéciaux soient élevés ; réclamons pour ceux qui existent déjà toutes les améliorations capables de favoriser la guérison de la plus terrible des infirmités humaines.

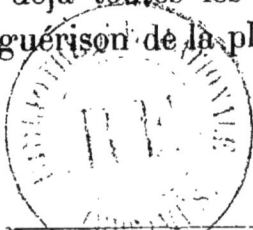

ε. PARENT, imprimeur de la Faculté de Médecine, rue M^r le-Prince, 31.